Schnetzke · Lichtenberg · Loew · Stasch

# Experten-Sprechstunde Schulter

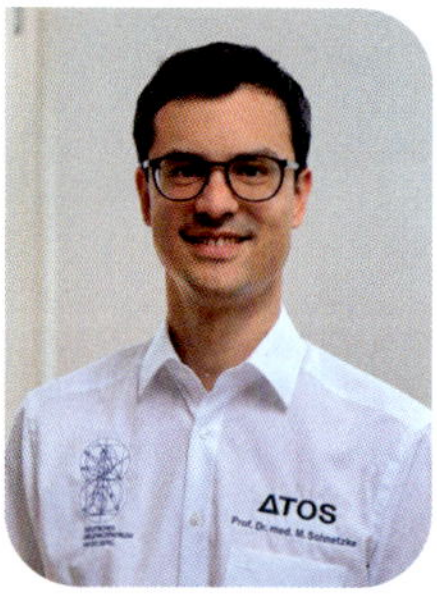


**Prof. Dr. med. Marc Schnetzke** ist Facharzt für Orthopädie und Unfallchirurgie und Spezielle Unfallchirurgie. Inspiriert durch einen Aufenthalt im Jahr 2013 im Deutschen Gelenkzentrum hat sich Prof. Schnetzke auf Erkrankungen des Schulter- und Ellenbogengelenkes spezialisiert und ist seit 2020 Partner im Deutschen Gelenkzentrum Heidelberg.

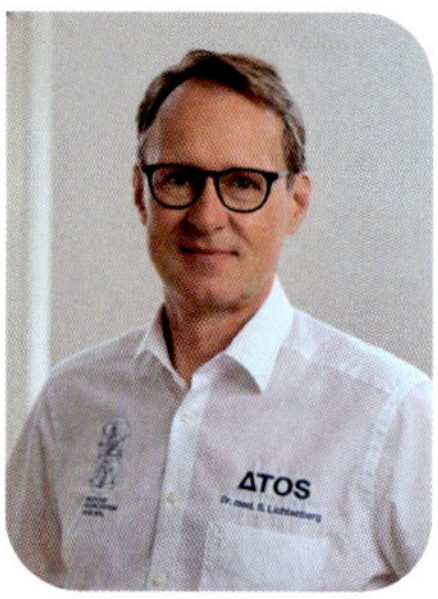


**Dr. med. Sven Lichtenberg** ist Facharzt für Orthopädie, Unfallchirurgie am Deutschen Gelenkzentrum in Heidelberg. An der Seite des inzwischen ausgeschiedenen Praxispartners Prof. Peter Habermeyer hat sich Dr. Sven Lichtenberg zu einem der führenden Schulterspezialisten Deutschlands etabliert.

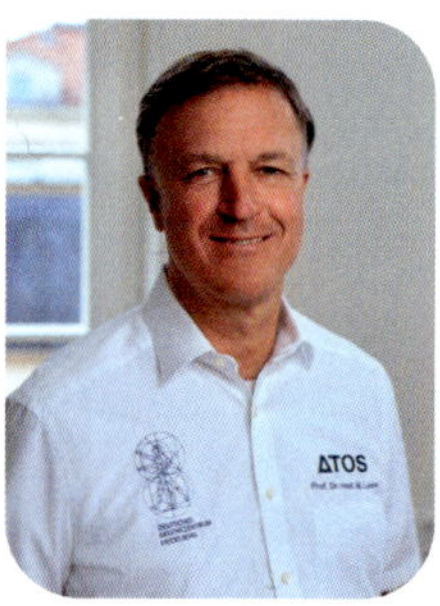


**Prof. Dr. med. Markus Loew** ist Facharzt für Orthopädie und Unfallchirurgie und Spezielle Orthopädische Chirurgie. Bereits 1990 gründete Prof. Loew eine der ersten Schulterambulanzen Deutschlands an der Orthopädischen Universitätsklinik Heidelberg. Von 2004 bis 2010 war Prof. Loew Präsident der Deutschen Vereinigung für Schulter- und Ellenbogenchirurgie.

Das Deutsche Gelenkzentrum in Heidelberg zählt zu den Top-Adressen in Deutschland und wurde vom Focus mehrfach im Bereich Schulterchirurgie ausgezeichnet. Mehr erfahren Sie unter: deutsches-gelenkzentrum.de

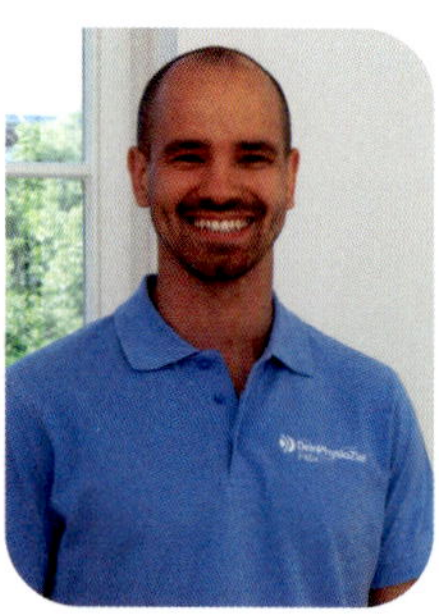

**Felix Stasch, B. Sc.**, arbeitet als Physiotherapeut in eigener Praxis. Durch Erfahrungen aus dem Leistungssport und diverse eigene Verletzungen ist es für ihn eine Berufung geworden, Patienten effektiv bei ihrer Rehabilitation zu begleiten und dabei an allen Einflussfaktoren zu arbeiten. Mehr erfahren Sie unter: deinphysioziel.de

Prof. Dr. med. Marc Schnetzke · Dr. med. Sven Lichtenberg
Prof. Dr. med. Markus Loew · Felix Stasch, B. Sc.

Experten-Sprechstunde

# Schulter

Von Impingement bis Arthrose: Gezielte Therapie
bei Verschleiß, Überlastung und Verletzungen.
Mit Übungsprogramm

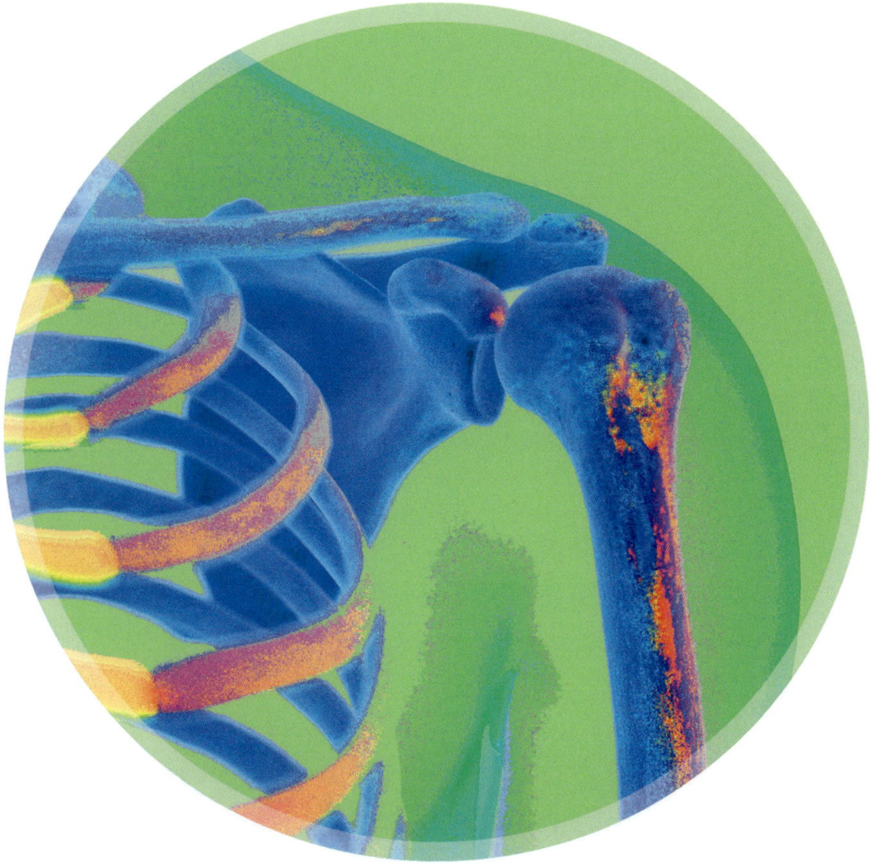

TRIAS

Thieme QUALITÄTS-GARANTIE

**Liebe Leserin, lieber Leser,**

wenn es um die eigene Gesundheit geht, darf man nichts dem Zufall überlassen. „Für eine bessere Medizin und mehr Gesundheit im Leben“: So lautet das Qualitätsversprechen der Marke Thieme. Ärztlich Tätige, Pflegekräfte, Physiotherapeuten oder Hebammen – sie alle verlassen sich darauf, dass sie von Thieme, dem führenden Anbieter von medizinischen Fachinformationen und Services, die entscheidenden Informationen zur richtigen Zeit am richtigen Ort bekommen. So können sie die Menschen, die sich ihnen anvertrauen, bestmöglich unterstützen. Auch Sie können sich auf die TRIAS Ratgeber mit dem Thieme Qualitätssiegel verlassen! Diese Informationsangebote helfen Ihnen dabei, die richtigen Entscheidungen zu treffen, wenn es um Ihre Gesundheit geht, selbst daran mitzuwirken, gesund zu werden, sich gesund zu erhalten oder das Fortschreiten einer Erkrankung zu vermeiden. Mit einem TRIAS Titel aus dem Hause Thieme überlassen Sie Ihre Gesundheit nicht dem Zufall!

Ihr TRIAS Team

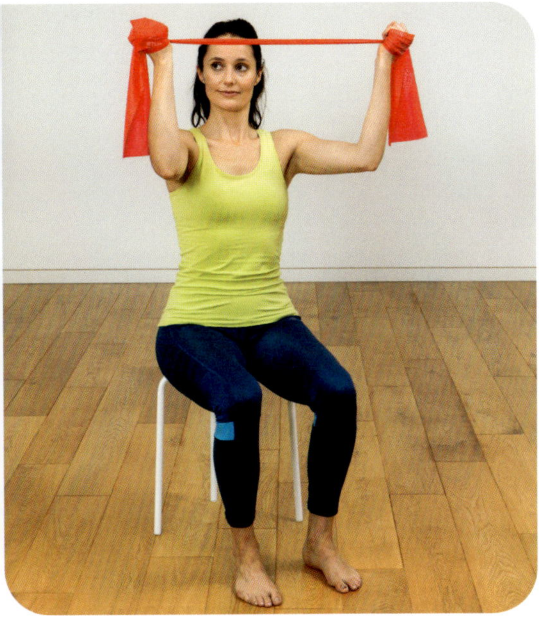

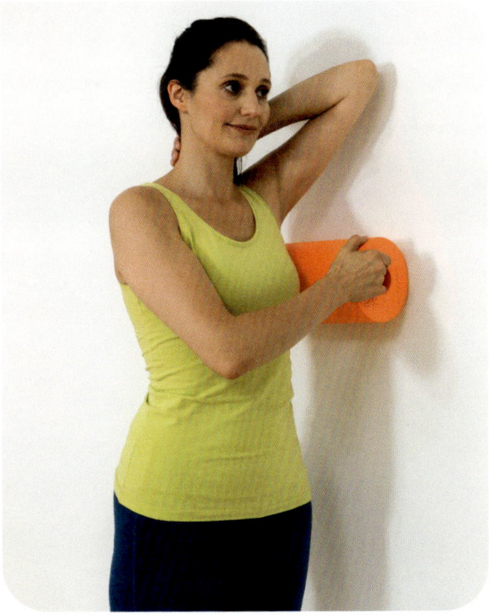

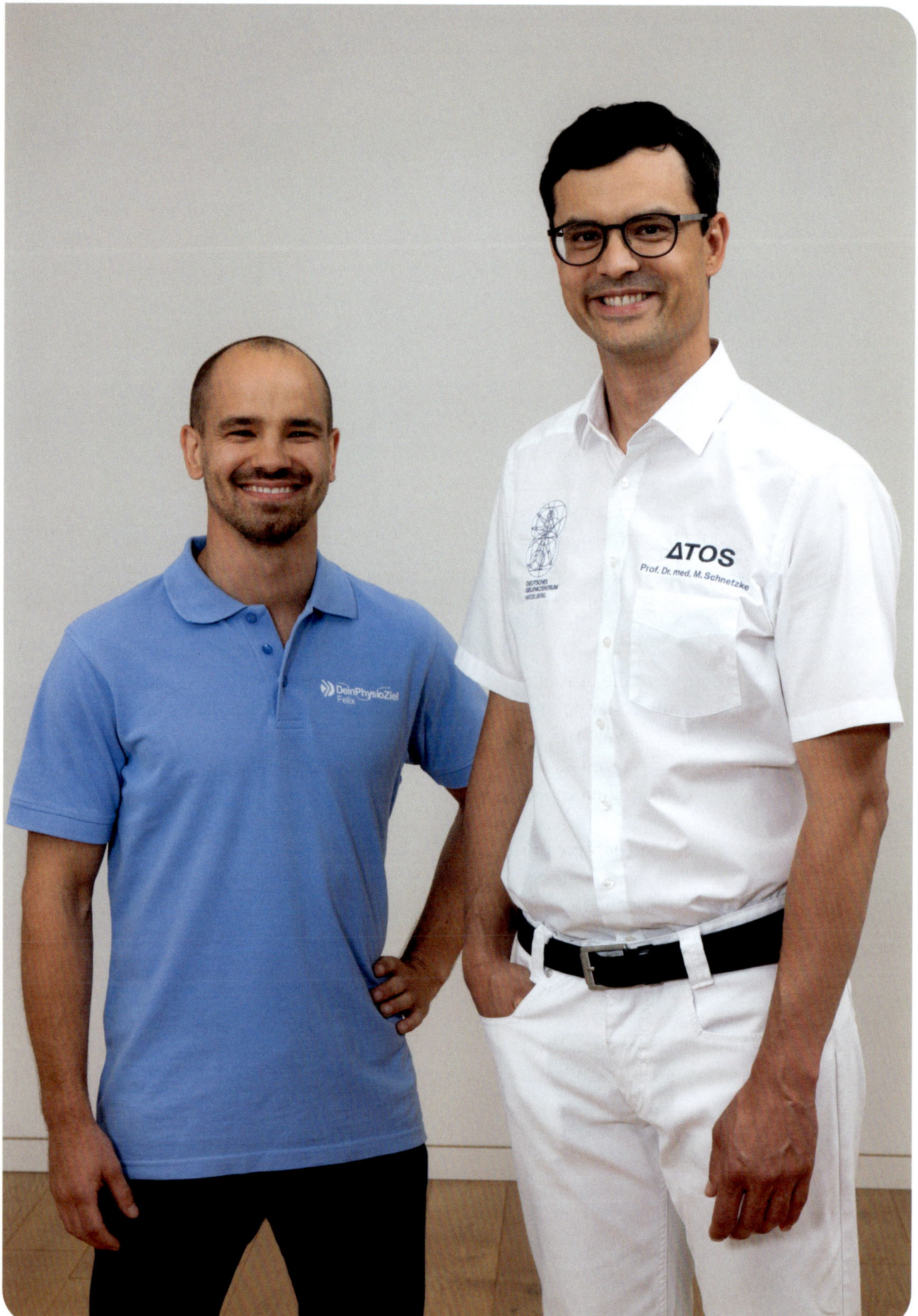
DeinPhysioZiel
Felix
ΔTOS
Prof. Dr. med. M. Schnetzke

# Liebe Leserinnen und Leser,

Schulterschmerzen kommen in allen Altersgruppen, auf allen Aktivitätsniveaus und in allen Berufsgruppen vor. 70% aller Menschen klagen im Laufe ihres Lebens über Schulterschmerzen. Diese können durch Belastung im Beruf oder beim Sport oder einfach durch viel Sitzen hervorgerufen werden. Welche Beschwerden sollte ich ernst nehmen? Wann sollte ich einen Arzt aufsuchen? Was kann ich selbst tun, damit die Beschwerden wieder abklingen? Und ist womöglich ein operativer Eingriff erforderlich? Mit diesem Buch können Sie sich einen fundierten Überblick über die Funktionsweise des Schultergelenks verschaffen, um einschätzen zu können, wann Sie fachliche Hilfe in Anspruch nehmen sollten.

Seit Jahren nehmen die ambulanten Behandlungen von Schulterproblemen zu. Zugleich steigt die Zahl operativer Eingriffe am Schultergelenk kontinuierlich an. Die arthroskopische Versorgung von Problemen des Schultergelenks entwickelte sich in den letzten Jahren zu einer der am häufigsten durchgeführten und erfolgreichsten orthopädischen Operationen weltweit.

Vor einer gezielten Therapie müssen zunächst die Ursachen der Beschwerden festgestellt werden. Woher kommen die Beschwerden? Was führt zu einer Verstärkung der Symptome? Müssen die Beschwerden ärztlich abgeklärt werden? Welche Ursachen für Schulterbeschwerden gibt es überhaupt? Antworten auf diese Fragen finden Sie im vorliegenden Buch. Ist die Ursache erst einmal erkannt, kann ein Therapiekonzept entwickelt werden.

Gerade das Schultergelenk kann gut durch ein gezieltes Training vor Verletzungen oder Überlastungen geschützt werden. Ist bereits eine Funktionsstörung eingetreten, lassen sich manche Probleme durch ein Aufbautraining wieder in den Griff bekommen. Mit den Erklärungen und Übungen in diesem Ratgeber wollen wir Sie dabei unterstützen, dass Ihre Schulter fit bleibt oder wieder wird – als Prävention oder als Rehabilitation nach einer Operation oder Verletzung.

In diesem Sinne wünschen wir Ihnen eine gute Lektüre!

Ihr
Sven Lichtenberg, Markus Loew, Felix Stasch und Marc Schnetzke

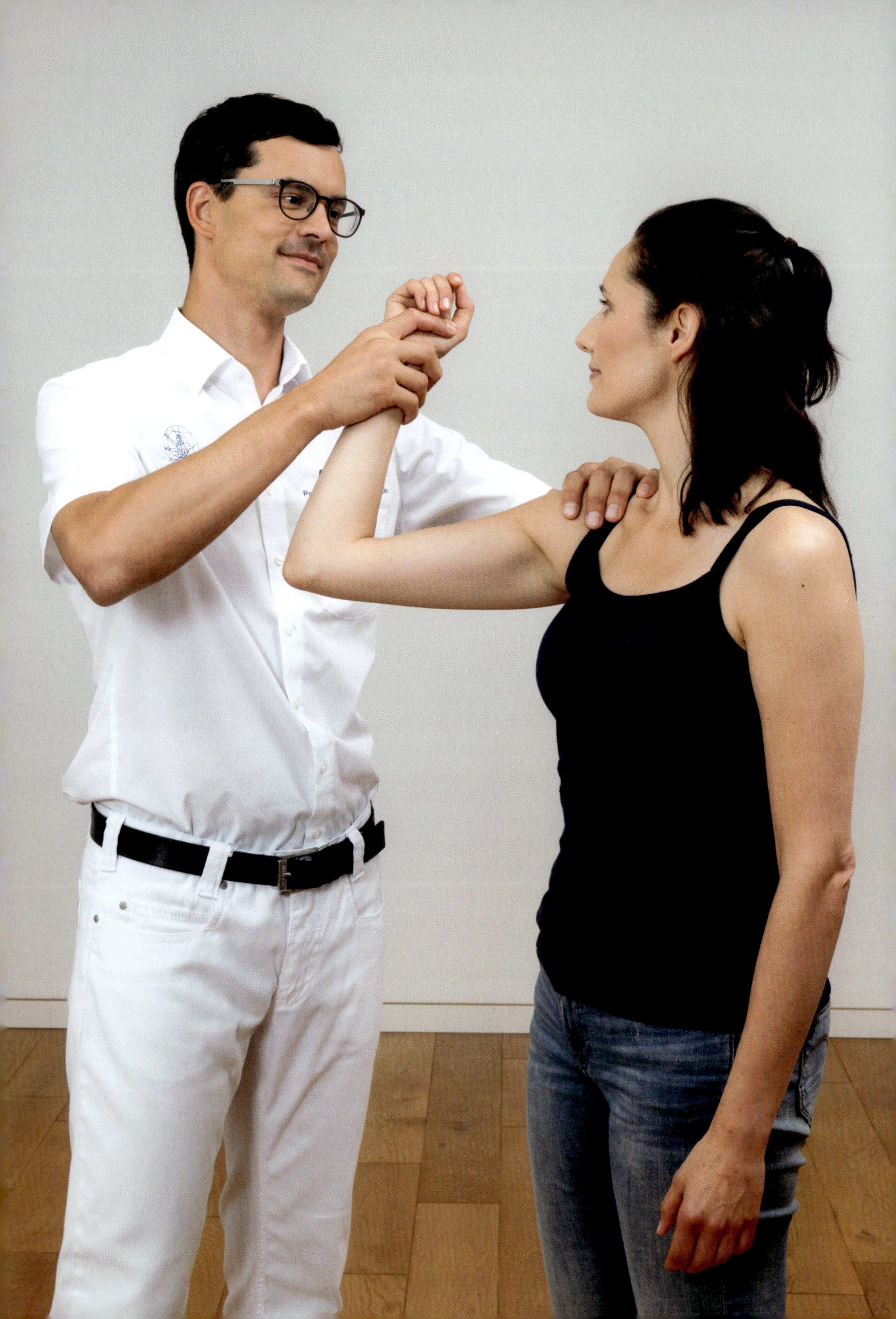

# Das Schultergelenk

Das Schultergelenk ist das beweglichste Gelenk des menschlichen Körpers, weshalb es anfällig für Verletzungen und Verschleiß ist.

# Wie funktioniert unsere Schulter?

Das Schultergelenk ist ein Kugelgelenk und ermöglicht durch seine komplexe Struktur viele Bewegungen in unterschiedliche Richtungen.

Das Schultergelenk ist ein faszinierendes Gelenk – es ermöglicht uns, unseren Arm um fast 180° seitlich und nach vorne anzuheben sowie die Hand hinter den Körper zu führen. Dies ist etwa für unsere tägliche Hygiene unerlässlich oder auch, um eine Wurfbewegung auszuführen. Was das Schultergelenk jeden Tag leistet, fällt meist erst auf, wenn es nicht mehr richtig funktioniert. Aufgrund seiner enormen Beweglichkeit ist das Schultergelenk im Vergleich zu den anderen großen Gelenken des menschlichen Körpers sehr anfällig für Überlastungen im Alltag oder im Sport – einseitige Belastungen oder Fehlhaltungen können zu Schmerzen im Schulterbereich führen. Um die Gründe dafür zu verstehen, ist es hilfreich, wenn man Aufbau und Funktionsweise des Schultergelenks kennt. Denn eigentlich ist es viel mehr als ein einfaches Gelenk.

Vergleichen wir es mit den Elementen eines Hauses, dem Erdreich, dem Fundament, den Wänden und dem Dach. Entsprechend gehört zu einem Schultergelenk eine kräftige und gerade Brustwirbelsäule (Erdreich), das Schulterblatt mit seinen vielen Gelenk-Verbindungen und Muskeln (das Fundament) sowie das eigentliche aus Kopf und Pfanne bestehende Schultergelenk (die Wände) samt Schulterdach (das Dach).

## Struktur des Schultergelenks – einfach erklärt

Das Schultergelenk besteht aus mehreren echten und unechten Gelenken. Das eigentliche Gelenk oder Hauptgelenk, unser »Haus«, ist sehr empfindlich, da es wenig knöcherne Führung aufweist. Es kann somit schnell in eine Schieflage geraten und verrutschen. Daher braucht die Schulter eine ausreichende (muskuläre) Stabilität, um auch bei widrigen Bedingungen einem Sturm standzuhalten. Denn wie auf einem schlechten Erdreich und Fundament kein Haus lange stehen bleibt, so ist auch die Stabilität des Schultergelenks nicht gegeben, wenn einzelne Bestandteile nicht richtig funktionieren.

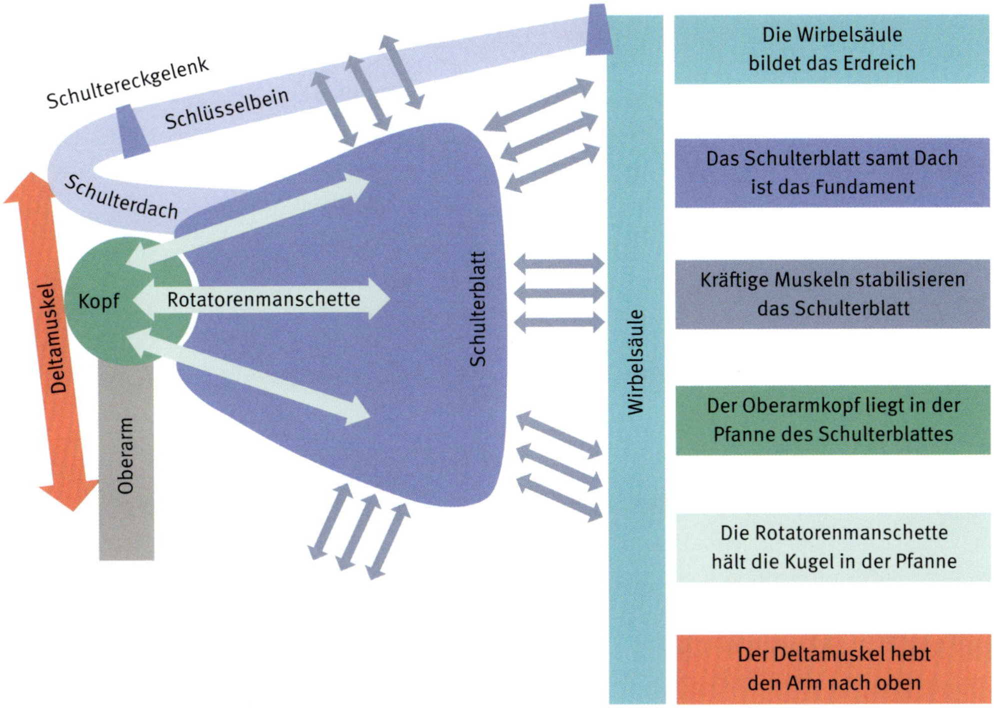


1: Aufbau des Schultergelenks

## Die Brustwirbelsäule: »das Erdreich«

Die Brustwirbelsäule als Teil der gesamten Wirbelsäule wird von kräftigen Rückenmuskeln aufgerichtet. Diese bewegen auch das Schulterblatt nach oben, nach unten und zu den Seiten, wenn man sie aktiviert.

## Schulterblatt mit Nebengelenken: »das Fundament« oder »die Basis«

An der Bewegung des Schulterblatts sind viele Gelenke beteiligt. Hierbei unterscheidet man unechte Gelenke und echte Gelenke. Als unechtes Gelenk fungiert das Gleitlager zwischen Schulterblatt und Brustkorb sowie das Gleitlager zwischen dem Schulterdach und dem Oberarmkopf (subakromiales Nebengelenk). Ein wichtiges echtes Gelenk ist z. B. das Schultereckgelenk, das dafür sorgt, dass sich das Schlüsselbein unabhängig vom Schulterblatt bewegen kann.

Das Schulterblatt stellt mit seinen Gelenk-Verbindungen die Basis für das Hauptgelenk, das eigentliche Schultergelenk, dar und wird von mehreren wichtigen Muskeln, u. a. vom Musculus trapezius (Trapezmuskel), von den Rhomboiden (Rautenmuskeln), vom M. serratus anterior und vom M. latissimus dorsi, geführt. Sie sorgen dafür, dass das Schulterblatt, unser Fundament, stabil ist.

## Hauptgelenk mit Schulterdach: »das Haus mit Dach«

Die knöchernen Strukturen, wie das Schulterblatt und das Schulterdach, sowie die umgebenden stabilisierenden Muskeln bewirken, dass der Oberarmkopf (Kugel) in der

Mitte der Pfanne des Schulterblatts gehalten wird. Wenn wir den Arm heben möchten, muss sich die Kugel in der Pfanne bewegen. Damit sie jedoch nicht aus dieser herausrollt, wird sie von kleinen Muskeln (der sogenannten Rotatorenmanschette) gehalten; es entsteht ein sogenanntes Rollgleiten. Der wichtigste Motor, um den Arm zu heben, ist der Deltamuskel.

## Die komplexe Anatomie des Schultergelenks

Laienhaft sprechen wir von »dem Schultergelenk«. Wie bereits angedeutet, gehören zum Schultergelenk jedoch mehrere Gelenke, insgesamt sind es fünf: drei echte Gelenke und zwei Nebengelenke (Abb. 2): Das eigentliche Schultergelenk, das Schultereckgelenk und das Schlüsselbein-Brustbein-Gelenk bilden dabei echte Gelenke. Als Nebengelenke werden das sogenannte Schulterblatt-Brustkorb-Gelenk und das Gleitlager unter dem Schulterdach bezeichnet. Nur das Zusammenspiel aller fünf Gelenke ermöglicht eine uneingeschränkte Funktion der Schulter.

3: Artikulierende Skelettelemente eines rechten Schultergelenks
4: Die Gelenkkapsel umgibt das Schultergelenk
5: Die kapselverstärkenden Bänder geben zusätzlich Stabilität
6. Seitenansicht einer rechten Schulter mit Darstellung der Schulterpfanne. Die Pfanne ist umgeben von einer Gelenklippe.

2: Die fünf Gelenke der Schulter: rechte Schulter in der Ansicht von vorne

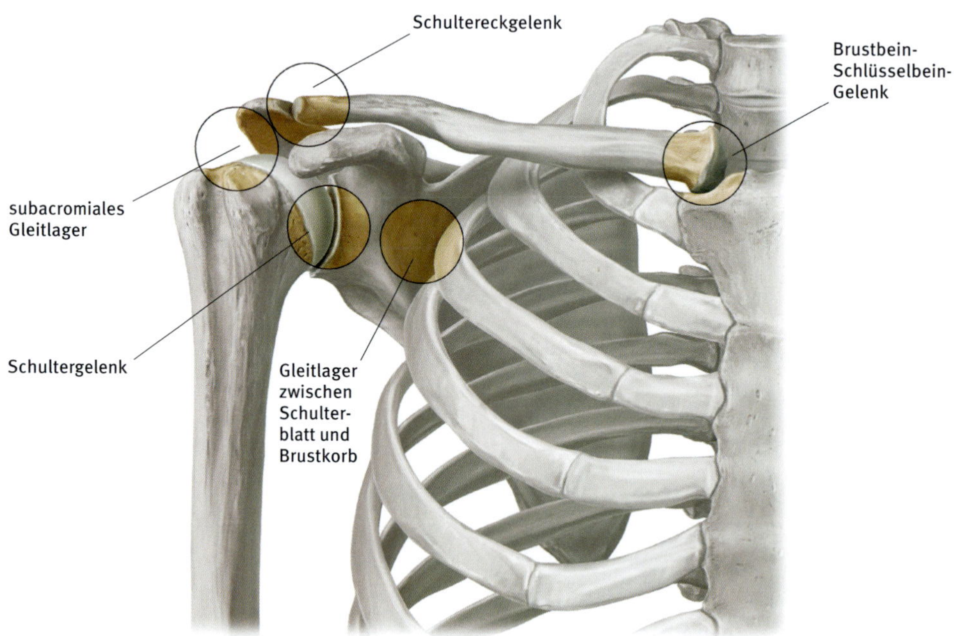


Schünke M, Schulte E, Schumacher U. PROMETHEUS LernAtlas, Grafiken: Voll M, Wesker K; Thieme; 2022

3

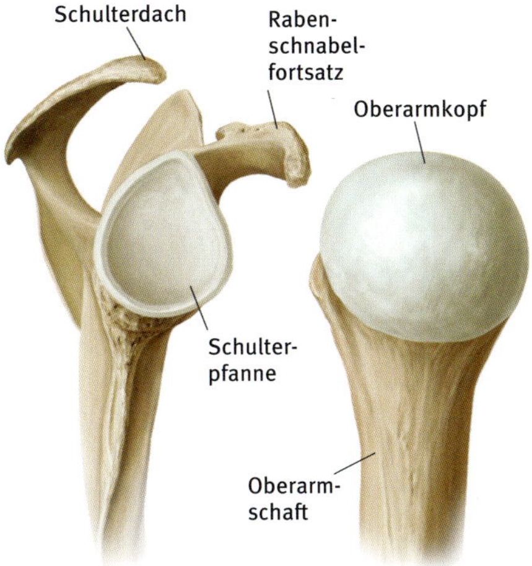


Schünke M, Schulte E, Schumacher U. PROMETHEUS LernAtlas, Grafiken: Voll M, Wesker K; Thieme; 2022

4

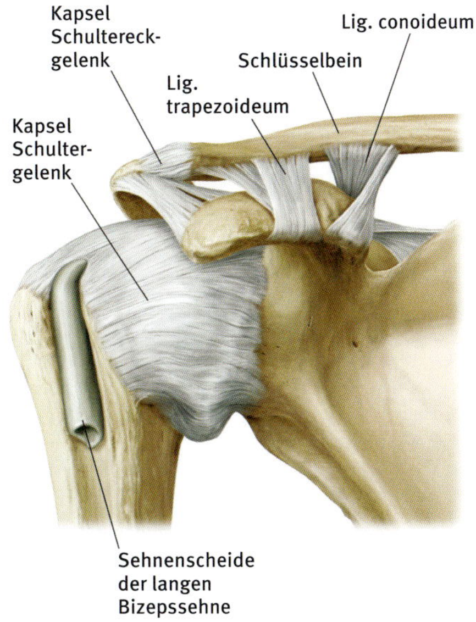


Schünke M, Schulte E, Schumacher U. PROMETHEUS LernAtlas, Grafiken: Voll M, Wesker K; Thieme; 2022

5

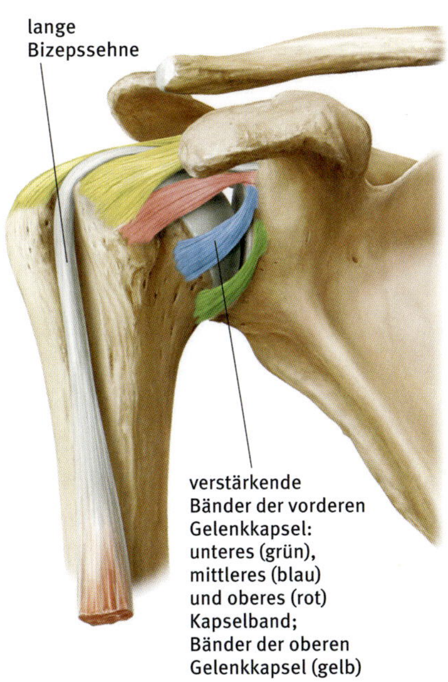


Schünke M, Schulte E, Schumacher U. PROMETHEUS LernAtlas, Grafiken: Voll M, Wesker K; Thieme; 2018

6

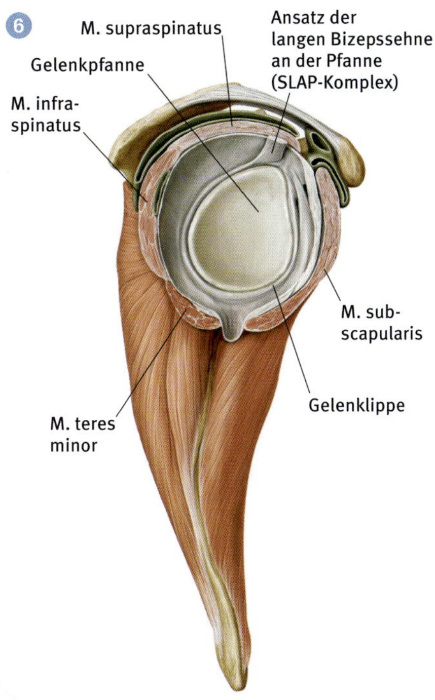


Schünke M, Schulte E, Schumacher U. PROMETHEUS LernAtlas, Grafiken: Voll M, Wesker K; Thieme; 2022

7

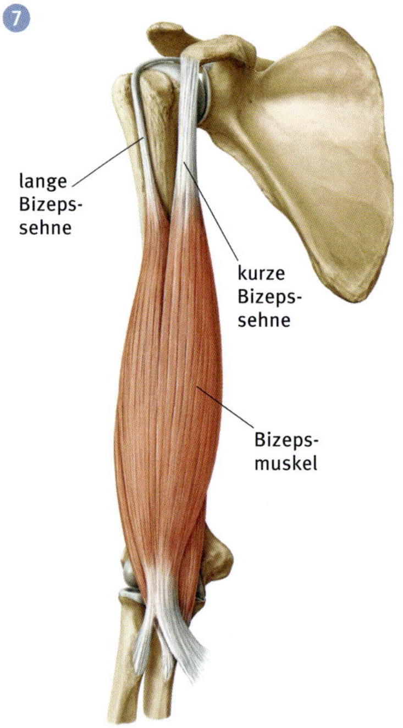




8

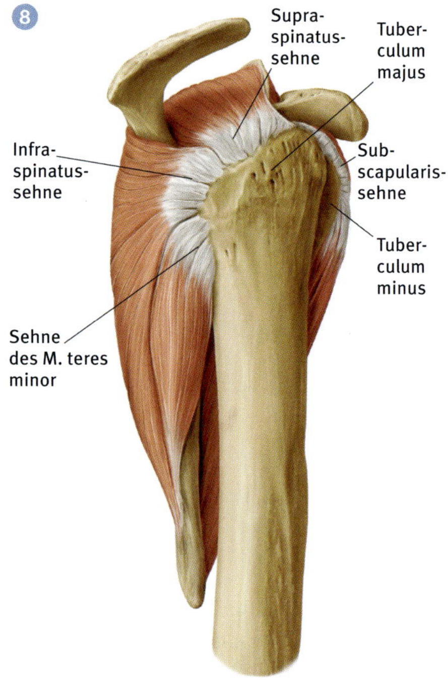




9

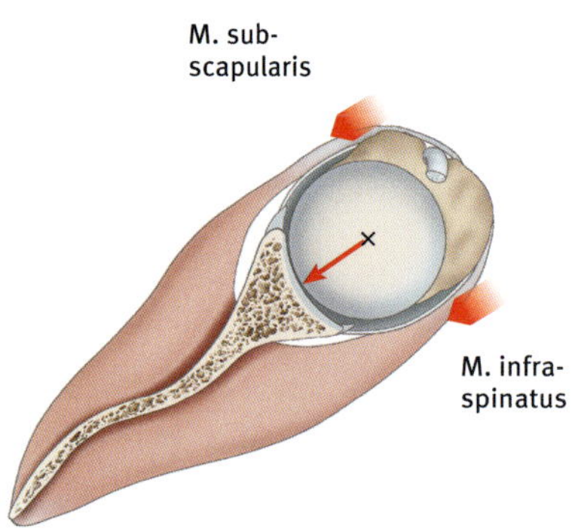




7: Darstellung der langen und kurzen Bizepssehne
8: Darstellung der vier Muskeln und dazugehörigen Sehnen der Rotatorenmanschette einer rechten Schulter, von der Seite betrachtet
9: Aktive/dynamische Stabilisatoren des Schultergelenks. Das Gelenk ist stabil, solange der resultierende Kraftvektor aller Muskeln in die Gelenkpfanne gerichtet ist.

10: Ansicht des Deltamuskels einer rechten Schulter von vorne
11: von hinten
12: Das Schulterblatt-Brustkorb-Gelenk ist ein Gleitlager zwischen M. serratus anterior und dem M. subscapularis.
13: Das Schulterblatt führt bei der Seitwärtshebung des Arms eine Gleitbewegung im Schulterblatt-Brustkorb-Gelenk durch, um ein Anschlagen des Oberarmkopfes am Schulterdach zu vermeiden.

10

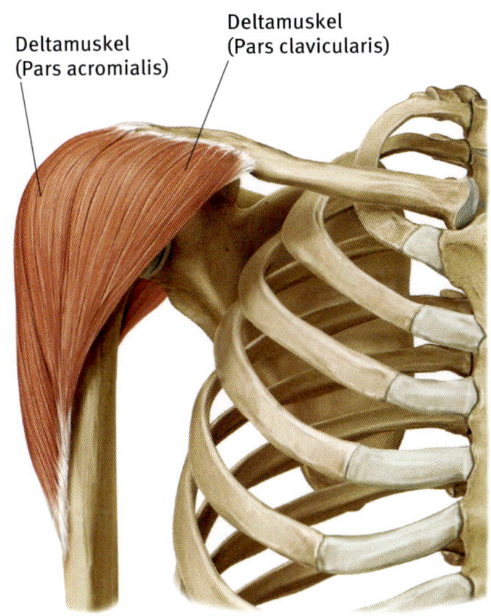


Schünke M, Schulte E, Schumacher U. PROMETHEUS LernAtlas, Grafiken: Voll M, Wesker K; Thieme; 2022

11

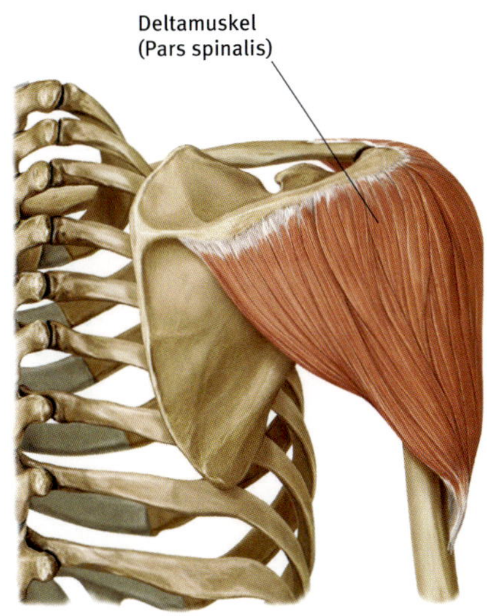


Schünke M, Schulte E, Schumacher U. PROMETHEUS LernAtlas, Grafiken: Voll M, Wesker K; Thieme;

12

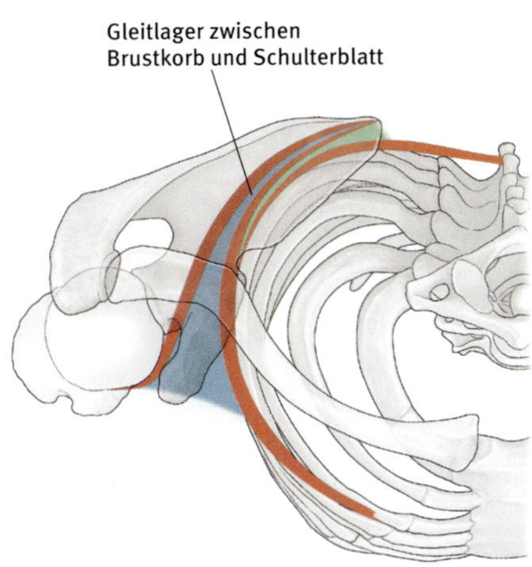


Schünke M, Schulte E, Schumacher U. PROMETHEUS LernAtlas, Grafiken: Voll M, Wesker K; Thieme; 2022

13

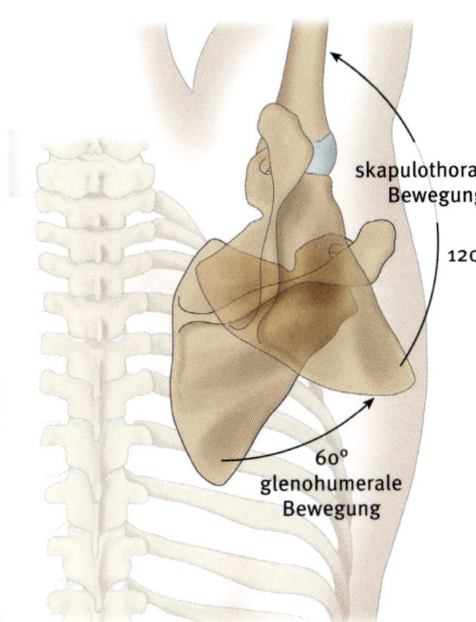


Scheibel M, Brunner U. Expertise Schulter. Stuttgart: Thieme; 2021

14

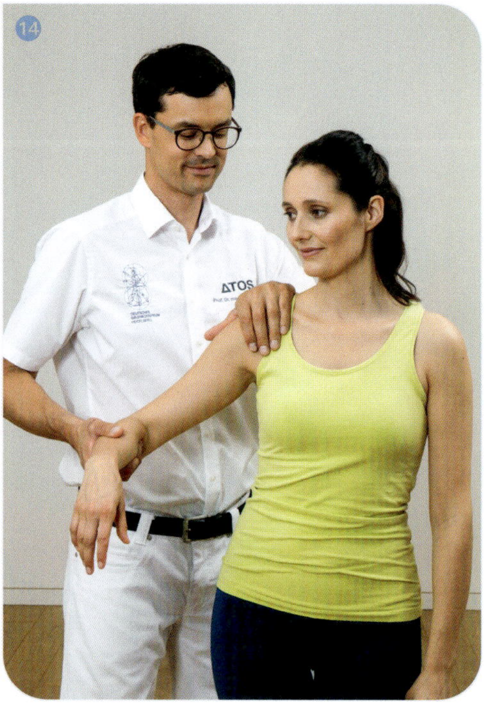

15

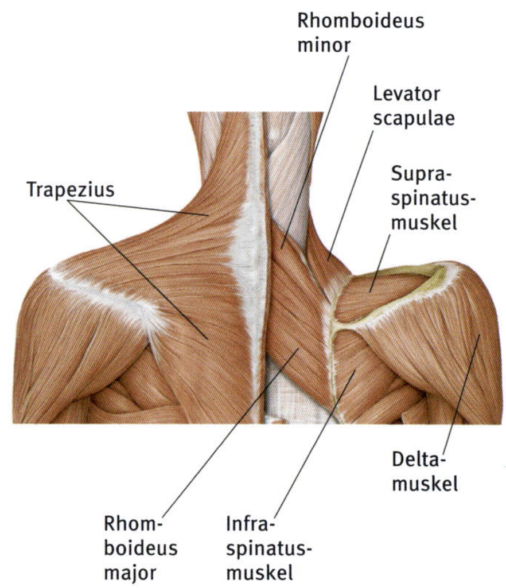


Schünke M, Schulte E, Schumacher U. Prometheus. Grafiken: Voll M, Wesker K; Thieme 2018

16

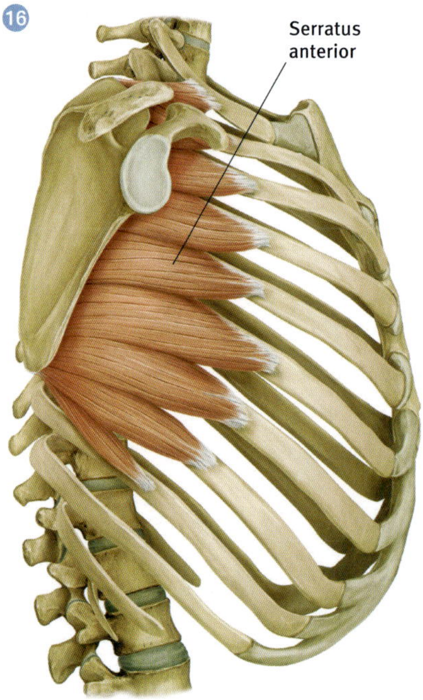


Schünke M, Schulte E, Schumacher U. PROMETHEUS LernAtlas, Grafiken: Voll M, Wesker K; Thieme; 2022

17

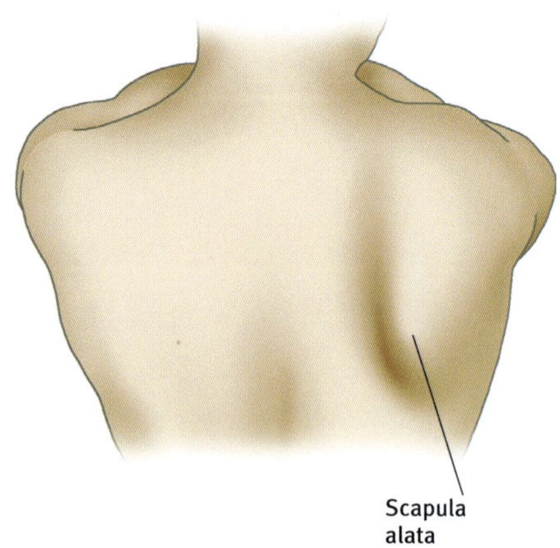


Frank J, Meier R. Kurzgefasste Schulterchirurgie. Stuttgart: Thieme; 2019

18

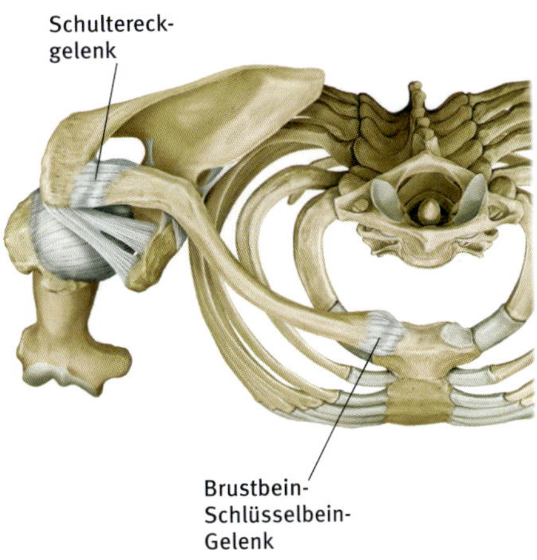


Schünke M, Schulte E, Schumacher U. PROMETHEUS LernAtlas, Grafiken: Voll M, Wesker K; Thieme; 2022

19

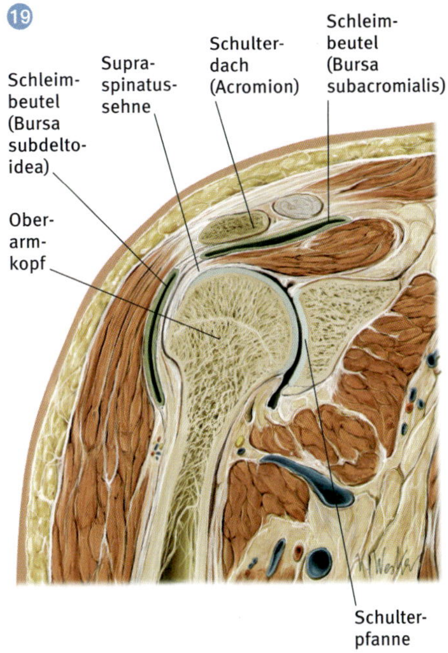


Schünke M, Schulte E, Schumacher U. PROMETHEUS LernAtlas, Grafiken: Voll M, Wesker K; Thieme; 2022

18: Ansicht von oben mit Darstellung des AC- und SC-Gelenks
19: Frontalschnitt durch das Schultergelenk mit Darstellung der Strukturen des subakromialen Gleitlagers

## Das Glenohumeralgelenk

Das zentrale Gelenk ist das eigentliche Schultergelenk (Articulatio humeri oder Glenohumeralgelenk). Es besteht aus dem Oberarmkopf (Caput humeri) und der Schulterpfanne (Glenoid; Abb. 3).

Biomechanisch handelt es sich hierbei um ein Kugelgelenk. Im Unterschied zum Hüftgelenk, ebenfalls ein Kugelgelenk, ist das Schultergelenk jedoch nicht knöchern, sondern muskulär geführt. Das heißt, die Stabilität des Gelenks wird fast ausschließlich durch Muskeln und Bandstrukturen gewährleistet. Die geringe knöcherne Führung des Schultergelenks ermöglicht es uns überhaupt erst, den Arm um fast 180° nach vorne und seitlich anzuheben, ohne dass es zu einer Einengung des Bewegungsspielraumes durch knöcherne Strukturen kommt.

14: Handgriff nach Codman
15: Das Schulterblatt in der Ansicht von hinten mit den wichtigsten Muskelgruppen für die Stabilisierung des Schulterblatts
16: Seitliche Ansicht mit Darstellung des M. serratus anterior
17: Durch Lähmung oder Schwäche des M. serratus anterior kommt es zu einem Abheben des Schulterblatts.

Diese hohe Flexibilität »erkauft« sich das Gelenk mit einem hohen Risiko für Instabilitäten. Das Glenohumeralgelenk ist von all unseren Gelenken am anfälligsten für eine sogenannte Luxation – also für eine Ausrenkung der Gelenkflächen. Mehr dazu finden Sie im Kapitel über die Instabilitäten des Schultergelenks (S. 66).

### Schultergelenkkapsel

Die Stabilität des Gelenks wird im Wesentlichen durch umgebende Bänder und Muskeln gewährleistet. Die wichtigste stabilisierende Bandstruktur ist die Schultergelenkkapsel (Abb. 4). Sie ist im Gegensatz zu den Gelenkkapseln anderer Gelenke sehr weit und elastisch, um den großen Bewegungsspielraum der Schulter zu ermöglichen. Das erklärt auch, warum das Schultergelenk nach längerer Schonung oder Ruhigstellung, zum Beispiel nach einer Verletzung, eingesteift ist – die Gelenkkapsel verkürzt sich sehr schnell und muss erst langsam wieder elastisch werden. Die Gelenkkapsel wird durch drei Bänder – die sogenannten glenohumeralen Bänder – verstärkt, um das Gelenk zusätzlich zu stabilisieren (Abb. 5).

Eine weitere sehr wichtige stabilisierende Struktur ist die sogenannte Gelenklippe (Labrum glenoidale). Dies ist ein weichteiliger Ring, der um die knöcherne Schulterpfanne herum liegt (Abb. 6). Die Gelenklippe hat zwei Funktionen: Sie vergrößert zum einen die Gelenkfläche der Pfanne und leistet so einen relevanten Anteil zur Stabilität des Gelenks. Zum anderen legt sich der Ring wie ein Saugnapf um den Oberarmkopf. Dadurch kann ein Unterdruck zwischen dem Kopf und der Pfanne aufrechterhalten und das Gelenk zusätzlich stabilisiert werden. Kommt es daher etwa bei einer Ausrenkung der Schulter zu einer Verletzung der Gelenklippe, führt dies in vielen Fällen zu einer Instabilität des Gelenks (mehr dazu erfahren Sie im Kapitel Instabilität, S. 73).

### Bizepssehnen

Am obersten Punkt der Gelenklippe (an der sogenannten 12-Uhr-Position) entspringt die lange Bizepssehne (der sogenannte SLAP-Komplex). Sie verläuft durch das Gelenk und verlässt es im Sulcus intertubercularis (Rinne zwischen den beiden Oberarmhöckern). An diesem Übergang wird sie durch ein schlingenartiges Bizeps-Pulley-System (Pulley: Seilrolle) stabilisiert und vor Scherbeanspruchungen geschützt. Danach verläuft sie in Richtung Oberarm zum Bizepsmuskel (Abb. 7). Die kurze Bizepssehne liegt außerhalb des Gelenks und entspringt am Rabenschnabelfortsatz (Processus coracoideus). Die Funktion der langen Bizepssehne wird nach wie vor kontrovers diskutiert. Nach allem, was wir derzeit wissen, hat die lange Bizepssehne nur eine geringe stabilisierende Funktion für das Schultergelenk, die vernachlässigbar ist.

### Rotatorenmanschette

Die das Schultergelenk umgebende Muskulatur wird Rotatorenmanschette genannt (Abb. 8). Sie besteht aus vier Muskeln, die wie eine Manschette um das Gelenk herum angelegt sind. Im vorderen Bereich verläuft die Subscapularissehne mit ihrem Muskel. Sie ist für die Drehung des Armes nach innen zuständig. Im hinteren Bereich verlaufen zwei Muskeln: der M. infrapinatus (unterer Grätenmuskel) und M. teres minor (kleiner Rundmuskel), beide sind für die Außendrehung zuständig. Oberhalb des Oberarmkopfes verläuft der M. supraspinatus (oberer Grätenmuskel), der mit der Supraspinatussehne am Oberarmkopf ansetzt. Der Supraspinatus hilft u. a. bei der Seitwärtshebung des Armes.

Diese vier Muskeln zentrieren das Schultergelenk in der Pfanne (Abb. 9) und drücken den Oberarmkopf in sie hinein. Der Ausfall eines oder mehrerer Muskeln der Rotatorenmanschette führt häufig zu einer Dezentrierung der Kugel in der Pfanne. Bei einer chronischen (degenerativen) Schädigung der Supraspinatussehne geschieht dies meist über einen langen Zeitraum und der Oberarmkopf wandert langsam nach oben unter das Schulterdach. Dies kann oft durch die übrigen Muskeln des Schultergürtels kompensiert werden. Eine akute Schädigung einer oder mehrerer Sehnen der Rotatorenmanschette führt meist zu einer erheblichen Störung des Bewegungsablaufes der Schulter.

### Deltamuskel

Auf der Rotatorenmanschette liegt der von außen meist gut sicht- und tastbare Deltamuskel, ein elementarer Motor für die Schulterfunktion (Abb. 10 und 11). Der Deltamuskel besteht aus drei Teilen (je einem vorderen, seitlichen und hinteren) und sitzt haubenförmig auf der Rotatorenmanschette (daher wird er auch »Haubenmuskel« genannt).

Seine Funktion besteht im Wesentlichen darin, den Arm nach vorne und seitlich nach oben zu heben. Ein Ausfall des Deltamuskels führt zu einer massiven Einschränkung der Beweglichkeit im Schultergelenk. Der Arm kann dann oft gar nicht mehr angehoben werden. Die häufigste Ursache stellt dabei eine Schädigung des Nervus axillaris dar, der den Muskel motorisch versorgt. Eine Schädigung dieses Nervs kann unfallbedingt zum Beispiel bei einer Ausrenkung der Schulter oder auch als Folge eines operativen Eingriffes auftreten.

### Schulterblatt-Brustkorb-Gelenk

Damit wir das Schultergelenk um 180° heben können, ist eine Drehung des Schulterblatts im Schulterblatt-Brustkorb-Gelenk (sogenanntes skapulothorakales Gleitlager) erforderlich (Abb. 12). Das harmonische Zusammenspiel zwischen den beiden Hauptgelenken ermöglicht die uneingeschränkte Beweglichkeit der Schulter (Abb. 13).

Ist das Schultergelenk und/oder das Schulterblatt-Brustkorb-Gelenk in seiner Funktionsweise gestört, entsteht eine meist schmerzhafte Bewegungseinschränkung der Schulter. Am besten kann man die Funktionsweise des Schulterblatt-Brustkorb-Gelenks nachvollziehen, wenn das Schulterblatt von einer zweiten Person fixiert wird. Versucht man nun, den Arm seitlich hochzuheben, gelingt dies nur bis zur Horizontalen. Damit der Arm höher bewegt werden kann, muss das Schulterblatt im Schulterblatt-Brustkorb-Gelenk gleiten können, um dem Oberarmkopf »Platz« zu machen. Der sogenannte »Codman-Handgriff« ermöglicht geübten Untersuchenden bei einer Prüfung des Bewegungsausmaßes zwischen einer Störung im Schultergelenk oder im Schulterblatt-Brustkorb-Gelenk zu differenzieren (Abb. 14).

Das Schulterblatt fungiert als bewegliche Verbindung zwischen Brustkorb und Arm und ist grundlegend für die koordinierte Bewegung der Schulter. An ihm sind 17 Muskeln befestigt, von denen vier Muskelgruppen zur primären Schulterstabilisierung beitragen: der M. serratus anterior, der M. trapezius, der M. rhomboidei major und minor sowie der M. levator scapulae (Abb. 15 und 16). In Ruheposition liegt das Schulterblatt flach auf dem Brustkorb. Eine Schwäche (Insuffizienz) einer oder mehrerer dieser Muskeln resultiert in einer Fehlstellung des Schulterblatts – das Schulterblatt hebt sich vom Brustkorb ab (man spricht dabei vom Krankheitsbild des Scapula alata oder des Engelsflügels, Abb. 17).

## AC- und SC-Gelenk

Neben dem Schultergelenk gibt es noch zwei weitere echte Gelenke am Schultergürtel, das AC- und das SC-Gelenk. Dabei verbindet das Schultereckgelenk (auch Akromioklavikulargelenk, AC-Gelenk) Schulterdach und Schlüsselbein und das Sternoklavikulargelenk (SC-Gelenk) Schlüsselbein und Brustbein. AC-Gelenk und SC-Gelenk garantieren zusammen mit dem Schlüsselbein eine stabile Verbindung zwischen Arm und Rumpf (Abb. 18).

Beide sind keine klassischen Gelenke im eigentlichen Sinne, da die Gelenkpartner keinen Gelenkknorpel aufweisen. Man bezeichnet sie daher auch als »Falschgelenke«. Dennoch findet in ihnen auch eine Bewegung statt. Insbesondere im AC-Gelenk kommt es beim Heben des Armes über die Horizontale zu Roll- und Gleitbewegungen der Gelenkpartner. Funktionsstörungen des AC-Gelenks machen sich daher häufig erst bei einer Seitwärtshebung des Armes über die Horizontale bemerkbar.

## Subakromiales Gleitlager

Das subakromiale Gleitlager zwischen Oberarmkopf und Schulterdach bezeichnet man als Nebengelenk. Es besteht aus der Supraspinatussehne und dem Schulterdach. Dazwischen liegt ein Schleimbeutel, die Bursa subacromialis, die als »Puffer« zwischen den beiden Strukturen fungiert (Abb. 19).

Funktionsstörungen des subakromialen Nebengelenks gehen meist mit Schmerzen bei einer Seitwärtshebung des Armes einher, die Bewegungsfreiheit der Schulter ist jedoch nicht beeinträchtigt.

In der Realität liegt jedoch häufig eine kombinierte Problematik mehrerer Gelenke vor, sodass Schmerzen oft auch von Bewegungseinschränkungen begleitet werden.

Die Ursache von Funktionsstörungen im Bereich der Schulter lassen sich in aller Regel bereits mit einer dezidierten klinischen Untersuchung herausfinden oder zumindest eingrenzen. Kein anderes Gelenk kann mit einer gezielten klinischen Untersuchung so exakt auf mögliche Probleme hin beurteilt werden wie das Schultergelenk. Besteht eine Schulterproblematik über einen längeren Zeitraum (2 Wochen oder länger), ohne dass eine Tendenz zur Besserung erkennbar ist, ist es ratsam, ärztlichen Rat einzuholen, um möglichst rasch die Ursache zu identifizieren und eine gezielte Therapie einleiten zu können.

Aus eigener Erfahrung wissen wir, dass die klinische Untersuchung leider viel zu selten korrekt oder gründlich genug durchgeführt wird. Oft verlässt man sich auf die bildgebenden Befunde und erstellt auf deren Grundlage eine Therapieempfehlung. Ob bei Ihnen tatsächlich ein Problem des Schultergelenks vorliegt, können Sie in der Regel mithilfe weniger Tests selbst herausfinden. Wie das geht, erfahren Sie im nächsten Kapitel.

# Wie gut kenne ich meine Schulter?

Wenn Sie Schmerzen oder ein Funktionsdefizit im Schulterbereich haben, können Sie mit gezielten Tests den Zustand Ihrer Schulter ermitteln.

Fast jeder kennt das Gefühl von Verspannungen oder Schmerzen im Nackenbereich mit Ausstrahlung in die Schultern und Arme. Auch Probleme der Halswirbelsäule können Schmerzen in der Schulter verursachen. Sehr häufig kommt es auch vor, dass Patienten verunsichert sind, weil in einer Kernspintomographie ein Engpass-Syndrom oder gar ein Riss im Bereich der Rotatorenmanschette festgestellt wurde. Dabei muss man wissen, dass Veränderungen im Bereich der Rotatorenmanschette ab dem 50. Lebensjahr auftreten können. Ab dem 70. Lebensjahr weisen über die Hälfte aller Menschen Veränderungen in diesem Bereich auf. Wie findet man nun heraus, ob diese Veränderungen behandlungsbedürftig sind? Mithilfe von einer klinischen Untersuchung kann genau differenziert werden, ob eine Schädigung der Rotatorenmanschette symptomatisch und damit behandlungsbedürftig ist oder ob diese Veränderung nur einen »Zufallsbefund« darstellt. In diesem Zusammenhang nutzen wir gerne den Ausspruch »Wir behandeln keine Bilder, sondern Menschen« – die klinische Untersuchung stellt für unser therapeutisches Handeln die Grundlage dar. Die bildgebenden Verfahren ergänzen unsere klinische Untersuchung und geben uns mehr Sicherheit bei der Therapieempfehlung.

Um sich der Frage zu nähern, ob die Beschwerden von der Schulter ausgehen, ist es sinnvoll, im Vorfeld folgende Überlegungen anzustellen:

- Wurden in den letzten Wochen meine Schultergelenke in höherem Ausmaß als gewohnt belastet (z. B. durch intensive sportliche Betätigung, Gartenarbeit oder Renovierungstätigkeiten)?
- Treten die Beschwerden auch in Ruheposition auf? Machen sie sich insbesondere nachts beim Liegen auf einer Schulterseite bemerkbar?
- Werden die Beschwerden bei Bewegung und/oder Belastung der Schulter verstärkt?

Wenn Sie eine oder mehr Fragen mit Ja beantworten können, könnte es sich um ein Problem im Bereich der Schultergelenke handeln.

Die gezielte Untersuchung von Gelenken, in diesem Fall dem Schultergelenk, stellt das zentrale Werkzeug in der Orthopädie zur Erkennung von Krankheitszuständen dar. Bei jeder Vorstellung eines Patienten mit Schulterbeschwerden in unserer Sprechstunde steht die klinische Untersuchung im Vordergrund: Der Schultergürtel wird nach schmerzhaften Lokalisationen abgetastet, die Beweglichkeit wird geprüft und mithilfe spezifischer Tests wird u. a. die Funktionalität der Rotatorenmanschette beurteilt.

**Tests** Am besten lässt sich der Zustand des Körpers durch Beobachtung (Inspektion), Berührung (Palpation) und Bewegung ermitteln. Dafür stellen wir Ihnen auf den folgenden Seiten einfache Tests vor, mit deren Hilfe Sie selbst herausfinden können, wie es wirklich um Ihre Schultergelenke und deren Beweglichkeit bestellt ist. Die Tests sind bewusst so ausgewählt, dass sie ohne Hilfsmittel und eigenständig durchgeführt werden können. Damit können Sie bereits abschätzen, ob bei Ihnen ein relevantes Problem der Schultergelenke vorliegt. Die Testergebnisse können mit einem Fragebogen, dem sogenannten Constant-Score, dokumentiert werden. Damit können Sie auch Fortschritte im Rahmen einer Rehabilitation festhalten. (Auf Seite 157 finden Sie einen QR-Code zum Herunterladen dieses Fragebogens.) Falls Sie bei der Beurteilung der Tests unsicher sind, ist es sinnvoll, sie wenige Tage später zu wiederholen. Bestehen dann weiterhin Schmerzen bei der Durchführung oder kann ein Test nicht wie dargestellt durchgeführt werden, ist eine ärztliche Vorstellung zur weiteren Abklärung ratsam.

**Durchführung** Wenn Sie Ihre Beweglichkeit überprüfen, können Sie registrieren, ob beide Schulterseiten das gleiche Ausmaß erreichen. Genauso wichtig ist es aber zu spüren, wie sich die Bewegung anfühlt. Ist es vielleicht anstrengender, das linke Schultergelenk vollständig seitwärts nach oben zu bewegen als das rechte? Nehmen Sie bei der Bewegung Schmerzen im Bereich der Schulter oder auch entlang des Oberarms wahr? Wenn Sie nicht in der Lage sind, die Schulterblätter beim Heben der Arme bis zur Horizontalen waagerecht liegen zu lassen, könnte dies auf eine verkürzte Gelenkkapsel (Schultersteife) hindeuten.

Solchen Details sollten Sie unbedingt Aufmerksamkeit schenken, da sie von Bedeutung sein können. Bei den einzelnen Tests werden konkrete Anweisungen gegeben und Fragen gestellt, damit Sie wissen, worauf Sie achten sollten. Am besten führen Sie die Tests vor einem großen Spiegel durch. Achten Sie auf gute Lichtverhältnisse, um auch kleinste Veränderungen wahrnehmen zu können. Wichtig ist auch, dass Sie dabei keine Schmerzen empfinden. Sollten bei einem Test Schmerzen über einen längeren Zeitraum (2 Wochen oder länger) auftreten, wäre dies ein Grund, die Beschwerden ärztlich abklären zu lassen.

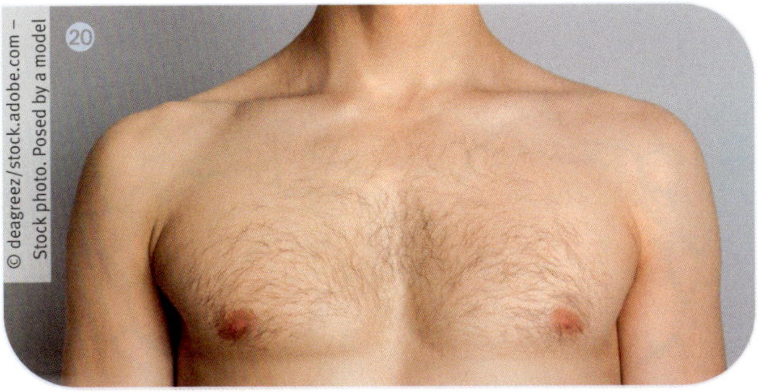


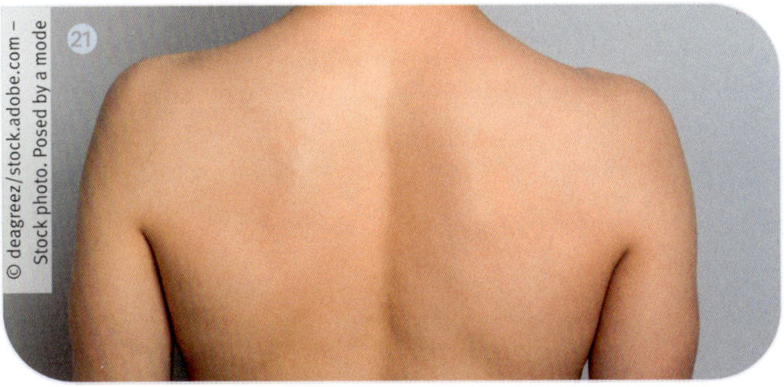


20: Äußere Schulterkontur von vorne
21: von hinten

# TEST 1:
# Äußere Kontur des Schultergürtels betrachten

Mit diesem Test sollen Verspannungen, Fehlstellungen und/oder muskuläre Defizite identifiziert werden.

**Ausführung** Stellen Sie sich entspannt vor einen Spiegel und vergleichen Sie beide Schulterseiten. Sehen sie gleich aus oder können Sie Unterschiede feststellen? Am besten ziehen Sie eine zweite Person hinzu und bitten Sie, Ihren Rücken zu betrachten.

**Beurteilung** Achten Sie jeweils darauf, ob die Muskulatur gleichermaßen ausgeprägt ist. Liegt auf einer Seite eine Veränderung der äußeren Form vor? Steht eine Schulter höher? Sind die Schulterblätter symmetrisch? Steht ein Schulterblatt etwas ab? Ein leichter Schulterhochstand auf einer Seite kann durchaus normal sein. Ist die Muskulatur auf beiden Seiten unterschiedlich stark ausgeprägt, liegt möglicherweise eine Muskelschwäche vor. Eine Fehlstellung eines Schulterblatts kann auf eine Problematik der Schulterblattmuskulatur hindeuten.

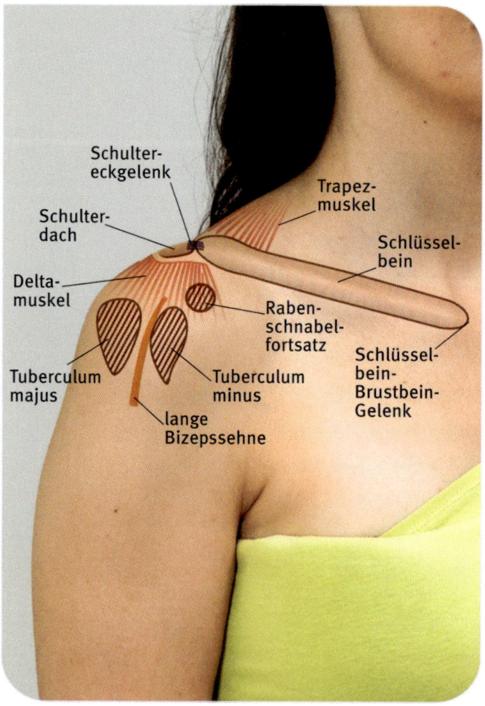


22: Anatomische Landmarken am Schultergürtel, Frontansicht

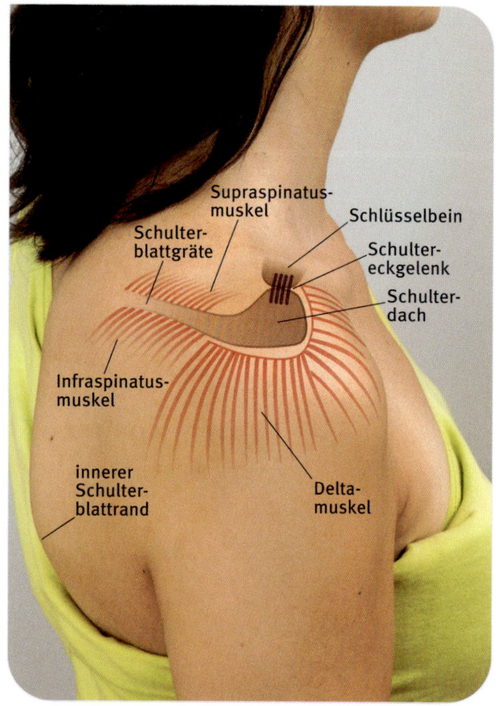


23: Seitenansicht

# TEST 2:
# Anatomische Landmarken der Schulter identifizieren

Mit diesem Test lernen Sie Ihre Schulter und deren Einzelelemente kennen und können dabei mögliche Schmerzpunkte aufspüren.

**Ausführung** Stellen Sie sich vor den Spiegel und tasten Sie mit der rechten Hand nacheinander folgende anatomische Landmarken an der linken Schulter ab (und im Anschluss mit der linken Hand an der rechten Schulter):

- von vorne: 1) Schlüsselbein-Brustbein-Gelenk, 2) Schlüsselbein, 3) Schultereckgelenk, 4) Deltamuskel, 5) Rabenschnabelfortsatz, 6) lange Bizepssehne
- von hinten: 2) Supraspinatusmuskel, 3) Schulterblattgräte, 4) Infraspinatusmuskel, 5) innerer Schulterblattrand

**Beurteilung** Mit etwas Übung können Sie die anatomischen Strukturen ertasten. Liegt an einem Knochenpunkt ein Druckschmerz vor? Gibt es Verspannungen in der Muskulatur? Druckschmerzen können auf einen Reizzustand z. B. im Bereich der langen Bizepssehne hindeuten.

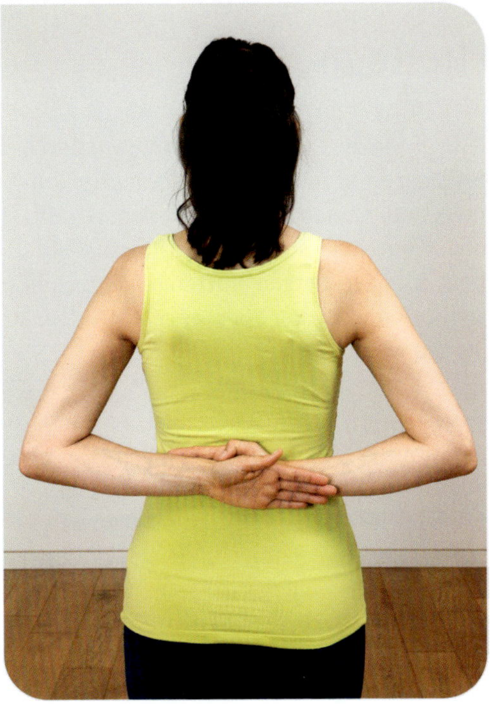

▲ 24: Allgemeine Funktionstests der Schulter: Schürzengriff

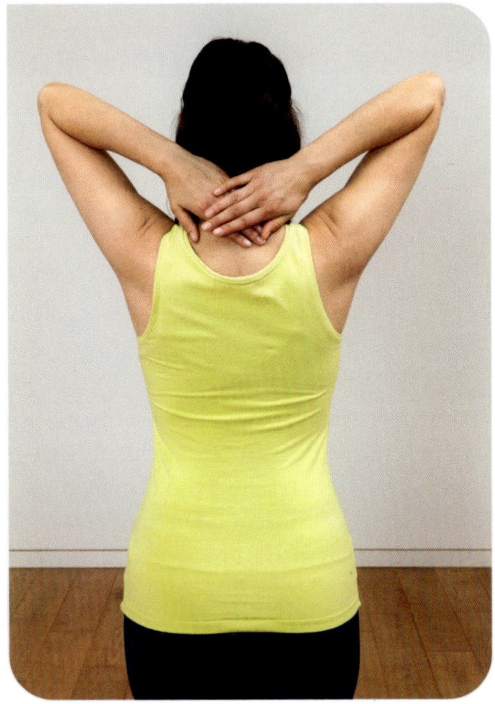

▲ 25: Nackengriff

# TEST 3:
# Beweglichkeit der Schulter prüfen

Dieser Test dient dazu, festzustellen, wie beweglich Sie im Schultergürtel sind.

**Ausführung** Stellen Sie sich vor einen Spiegel und führen Sie die Hände zunächst hinter dem Nacken zusammen (Nackengriff), anschließend hinter dem Rücken (Schürzengriff).

**Beurteilung** Können Sie die Hände jeweils zusammenführen? Mit dem Nackengriff lässt sich die Seitwärtshebung und die Außendrehung im Schultergelenk, mit dem Schürzengriff insbesondere die Einwärtsdrehung im Schultergelenk überprüfen. Gelingt es Ihnen nicht, die Hände hinter dem Nacken zusammenzuführen, deutet dies auf eine Einschränkung der Seitwärtshebung und/oder Außendrehung im Schultergelenk hin. Eine eingeschränkte Einwärtsdrehung im Schultergelenk führt dazu, dass Sie den Schürzengriff nicht vollständig ausführen können.

# TEST 4: Sehnen der Rotatorenmanschette prüfen

Dieser Test besteht aus mehreren kleineren Tests, mit denen Sie die Funktionalität einzelner Sehnen an der Rotatorenmanschette überprüfen können.

**Ausführung** Stellen Sie sich vor einen Spiegel und führen Sie die Tests wie folgt durch:

Testung der Supraspinatussehne: Legen Sie die Arme seitlich am Körper an, führen Sie diese langsam bis zur Schulterhöhe und halten Sie sie ca. 10 Sekunden in der waagerechten Position. Dafür können Sie 1-2 kg schwere Hanteln oder auch entsprechend schwere Wasserflaschen verwenden, so fällt das Ergebnis deutlicher aus.

Testung der Subscapularissehne: Legen Sie eine Hand auf den Rücken und führen Sie diese dann ca. 5–10 cm vom Rücken weg. Halten Sie diese Position ca. 10 Sekunden und führen Sie diesen Test anschließend mit der anderen Hand durch.

Testung der Infraspinatussehne: Legen Sie sich mit der rechten Körperseite bequem auf den Boden und nehmen Sie eine 1–2 kg schwere Hantel oder eine entsprechend schwere Wasserflasche in die linke Hand. Drehen Sie den Arm in der Schulter nach außen (Hantel nach oben bewegen) und halten Sie diese Endposition ca. 10 Sekunden. Führen Sie anschließend den Test mit der Gegenseite aus.

Führen Sie die Bewegungen langsam durch, bis Sie jeweils in der Endposition angekommen sind. Achten Sie insbesondere darauf, ob im Seitenvergleich ein Kraftverlust vorliegt oder Schmerzen auftreten. Versuchen Sie, die Endposition über längere Zeit (ca. 10 Sekunden) zu halten.

**Beurteilung** Können Sie die Tests schmerzfrei und ohne Kraftdefizit im Seitenvergleich durchführen? Kommt es mit der Zeit zu einer Ermüdung der Schulter, setzen dann Schmerzen ein? Bereits ein leichter Kraftverlust im Seitenvergleich kann auf eine Problematik der Rotatorenmanschette, z. B. auf einen Riss, hindeuten.

» Funktionstest für die Rotatorenmanschette:
26: Supraspinatussehne
27: Subscapularissehne
28: Infraspinatussehne

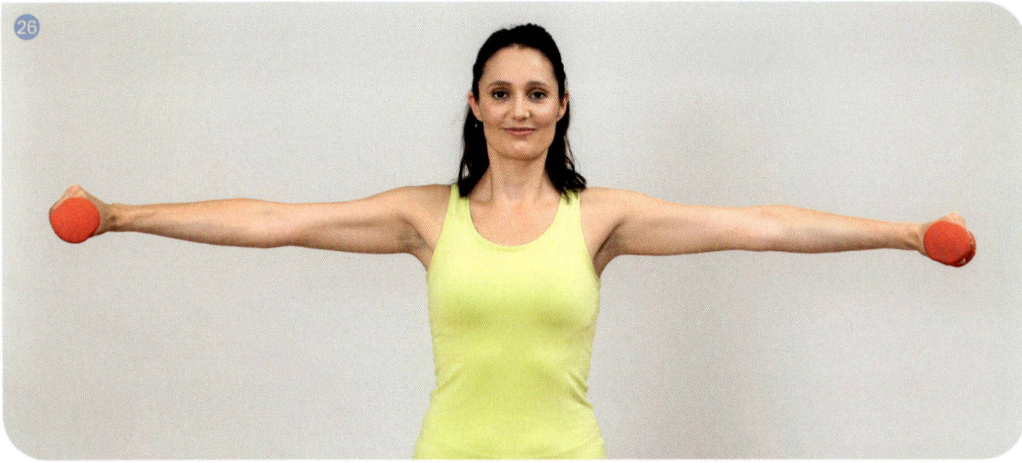
26

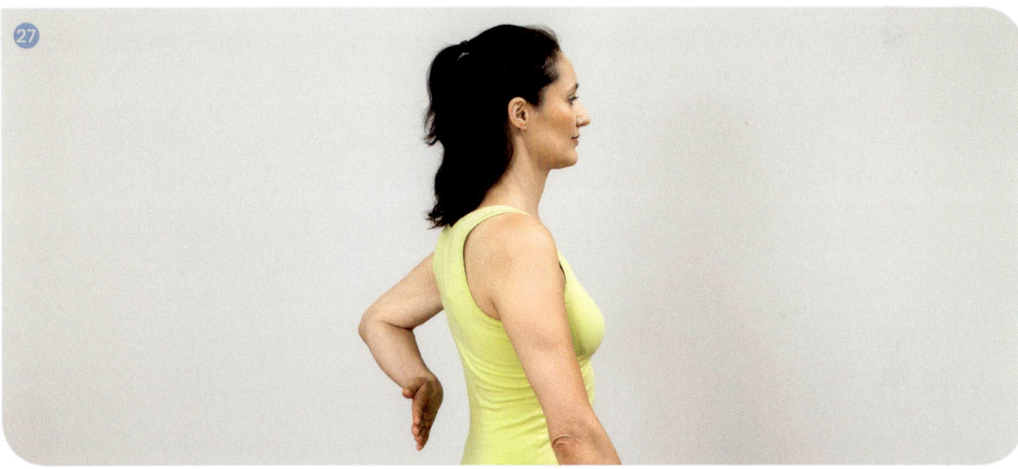
27

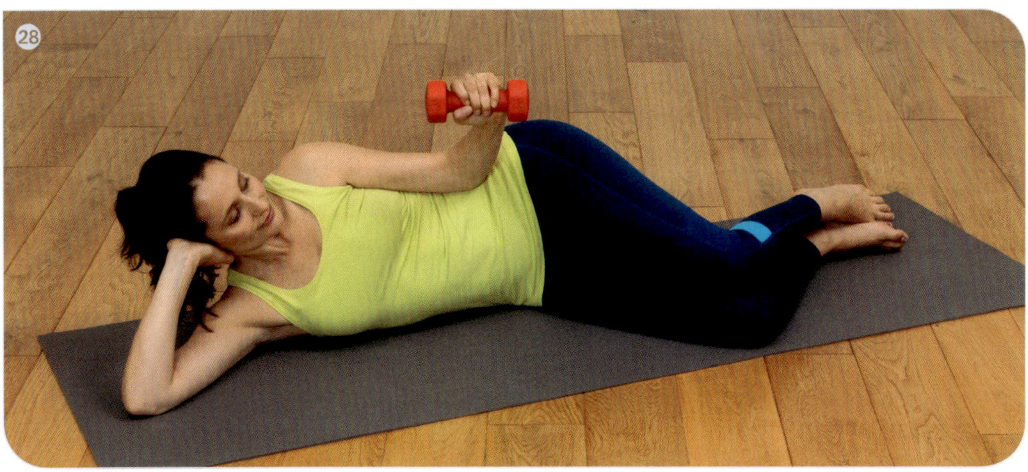
28

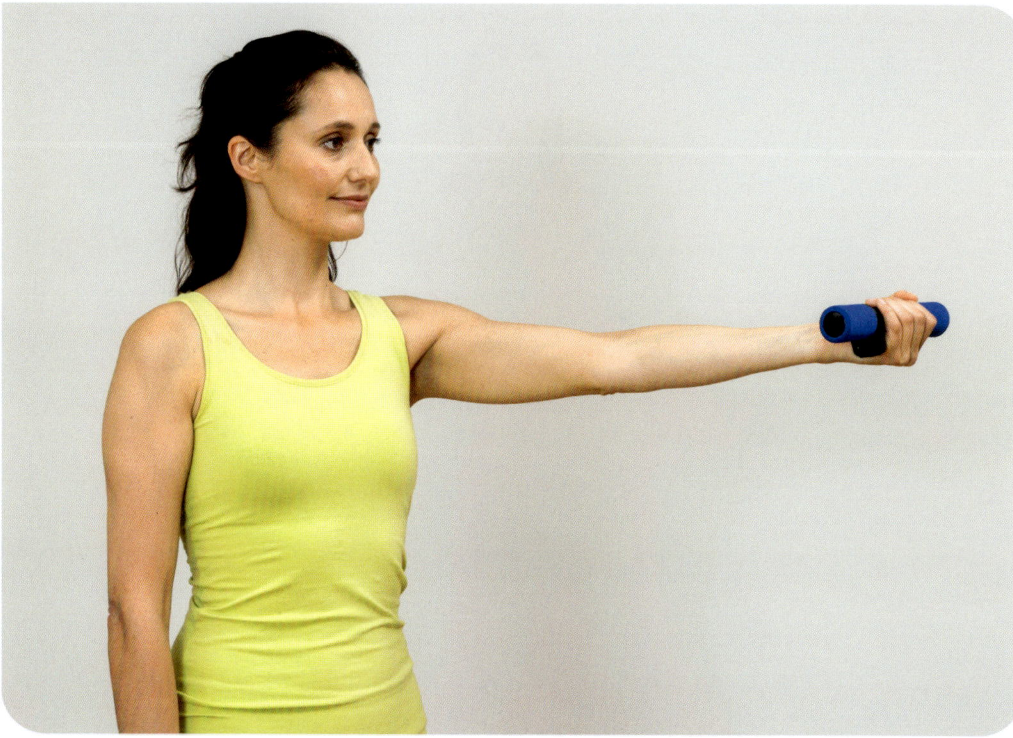

29: Funktionstest für die lange Bizepssehne

# TEST 5: Lange Bizepssehne belasten

Bei diesem Test wird die lange Bizepssehne unter Belastung gesetzt und auf eine eventuelle Problematik (z. B. Entzündung) hin untersucht.

**Ausführung** Nehmen Sie eine 1–2 kg schwere Hantel in eine Hand, strecken Sie den Arm waagerecht nach vorne aus und halten Sie diese Position ca. 10 Sekunden lang. Wiederholen Sie das mit dem anderen Arm.

**Beurteilung** Treten bei oder insbesondere nach Ausführung des Tests Schmerzen im vorderen Schulterbereich auf? Strahlen sie in den Oberarm aus? Das kann auf einen Reizzustand im Bereich der langen Bizepssehne hindeuten.

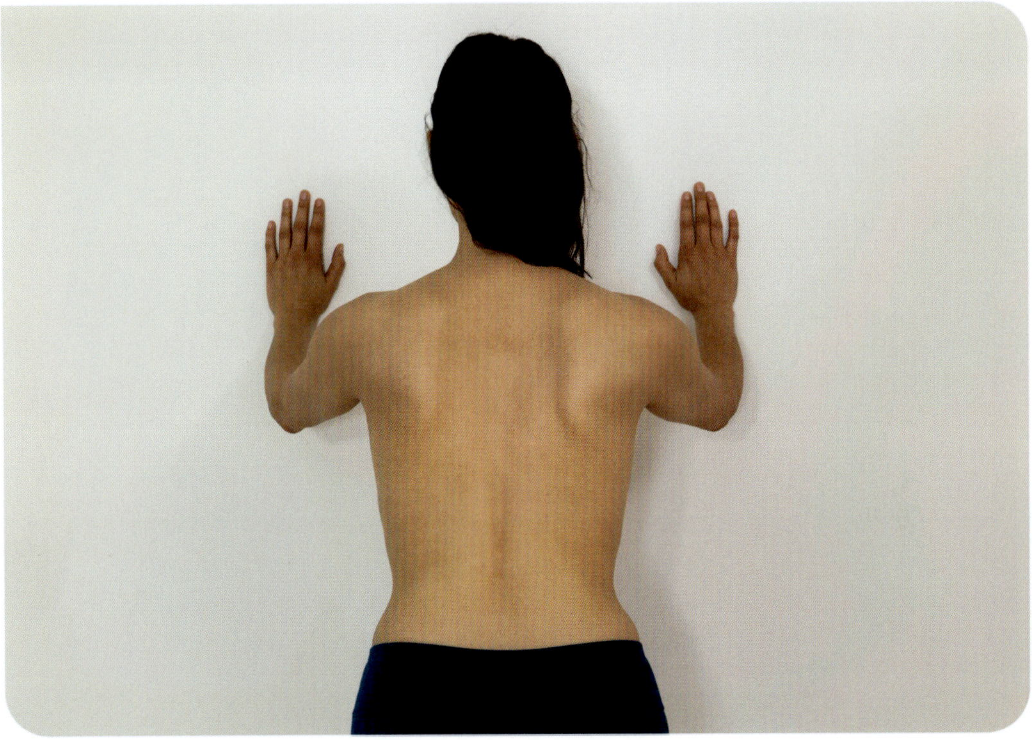

30: Angedeutete Skapuladyskinesie rechts bei Ausführung von Liegestützen an der Wand

# TEST 6: Schulterblatt untersuchen

Mithilfe dieses Tests lassen sich Fehlstellungen im Bereich des Schulterblatts ermitteln.

**Ausführung** Machen Sie Ihren Oberkörper frei und führen Sie einen Liegestütz an der Wand aus. Legen Sie dafür die Hände schulterbreit an die Wand, drücken Sie die Arme durch und winkeln Sie sie wieder an. Bitten Sie eine andere Person, dabei von hinten die Stellung/Kontur Ihrer Schulterblätter zu begutachten.

**Beurteilung** Steht ein Schulterblatt etwas ab? Sind die Schulterblätter harmonisch oder gibt es im Seitenvergleich Abweichungen? Bereits kleinste Veränderungen der äußeren Kontur könnten ein Hinweis für das Vorliegen einer Skapuladyskinesie, einer veränderten Position des Schulterblatts, sein (mehr dazu erfahren Sie im Kapitel Skapuladyskinesie, S. 55).

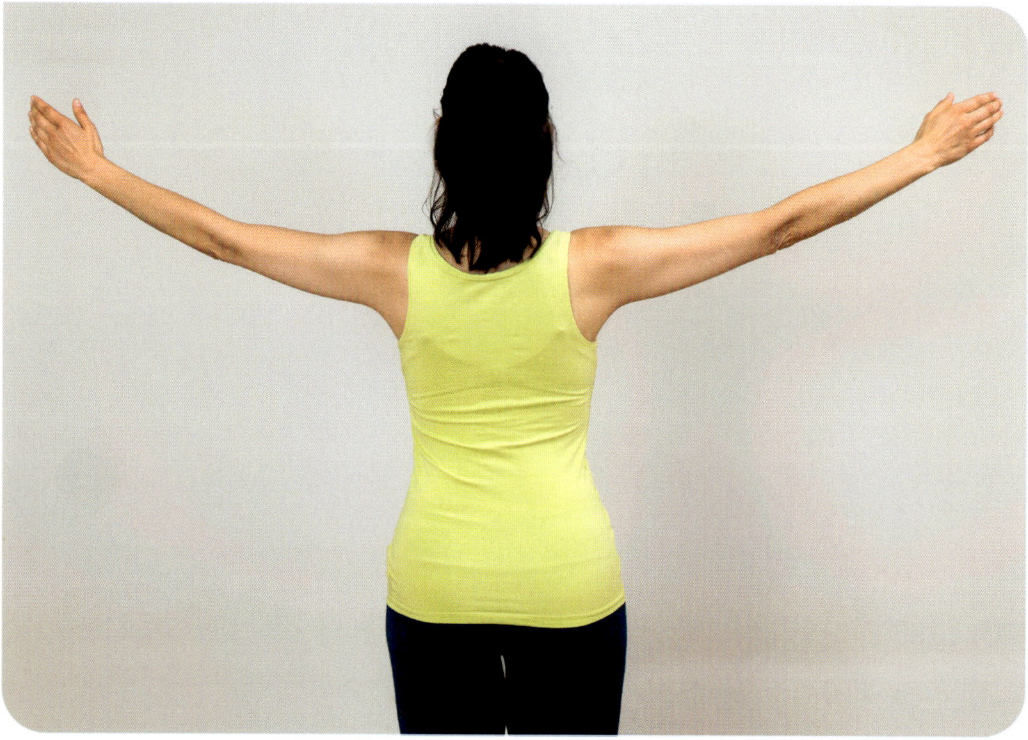

31: Beim Seitwärtsheben der Arme können Schmerzen auf ein Engpass-Syndrom hindeuten.

# TEST 7: Liegt ein Engpass-Syndrom vor?

Mithilfe dieses Tests kann überprüft werden, ob ein Engpass-Syndrom vorliegt (mehr zu diesem Krankheitsbild erfahren Sie im Kapitel Impingement-Syndrom, S. 38).

**Ausführung** Stellen Sie sich vor einen Spiegel und lassen Sie die Arme seitlich am Körper hängen. Führen Sie sie dann langsam seitwärts nach ganz oben, bis die Hände sich berühren, und anschließend wieder nach unten in die Ausgangsposition.

**Beurteilung** Wenn ab einer Seitwärtshebung von 60° Schmerzen unter dem Schulterdach entstehen, könnte ein Engpass-Syndrom vorliegen. Führt man den Arm dann weiter nach oben, nehmen die Schmerzen in der Regel ab einer Seitwärtshebung von einem Winkel über 120° wieder ab.

# Verletzungen und chronische Schmerzen

Schulterverletzungen können durch ein Trauma, aber auch durch Verschleiß auftreten. Wenn die Beschwerden anhalten, sollte man sich ärztliche Hilfe suchen.

Der Schultergürtel ist sehr anfällig für akute Verletzungen – sei es durch einen Sturz direkt auf die Schulter oder beim Versuch, einen Sturz mit der Hand abzufangen. Zu den häufigsten Knochenbrüchen bei Menschen gehören der Bruch des Oberarmkopfes und des Schlüsselbeins. Zudem ist das Schultergelenk aufgrund seines großen Bewegungsumfangs häufiger als alle anderen Gelenke von Ausrenkungen betroffen. Ein hohes Risiko für akute Verletzungen stellen bestimmte Sportarten dar, wie z. B. Skifahren, Fahrradfahren sowie alle Kontaktsportarten.

Schulterbeschwerden können jedoch auch ohne Verletzungen durch Überlastung, z. B. Überkopfbelastung im Beruf oder Sport, Schonhaltung, langes Sitzen am Schreibtisch bzw. Computer (Bürotätigkeiten) und/oder einfach durch natürlichen Verschleiß auftreten. Dann ist es wichtig, den Ursachen für die Beschwerden auf den Grund zu gehen und gegebenenfalls ärztlichen Rat einzuholen.

## Verletzung der Schulter

Bei einer Verletzung durch eine äußere Einwirkung, etwa einen Sturz, spricht man von einem Trauma. Je nach Intensität ist eine Behandlung erforderlich. Nach einer leichten Prellung der Schulter klingen die Beschwerden in der Regel innerhalb weniger Tage wieder vollständig ab und müssen nicht weiter behandelt werden. Beobachten Sie jedoch eines oder mehrere der folgenden Symptome, sollte unbedingt eine ärztliche Abklärung zum Ausschluss einer Verletzung erfolgen:

- starke Schmerzen, die schwerwiegend sind und nicht nachlassen oder sogar zunehmen
- Kraftlosigkeit oder Schmerzempfinden bei Bewegung der Schulter
- deutliche Schwellung; kann auf eine Entzündung oder Flüssigkeitsansammlung hindeuten
- Instabilität oder Lockerheit der Schulter, insbesondere nach einem Trauma oder einer Ausrenkung

## Ruhigstellung mit Schulterverband

Im Falle einer Verletzung oder auch zur Schmerztherapie stellt man die Schulter zunächst mit einem Schulterverband, z. B. einem Gilchristverband, ruhig. Abhängig von der Verletzungsart und -schwere wird die weitere Therapie festgelegt. Genauere Information hierzu erhalten Sie im folgenden Kapitel über die jeweiligen Krankheitsbilder/Verletzungen.

32: Gilchristverband

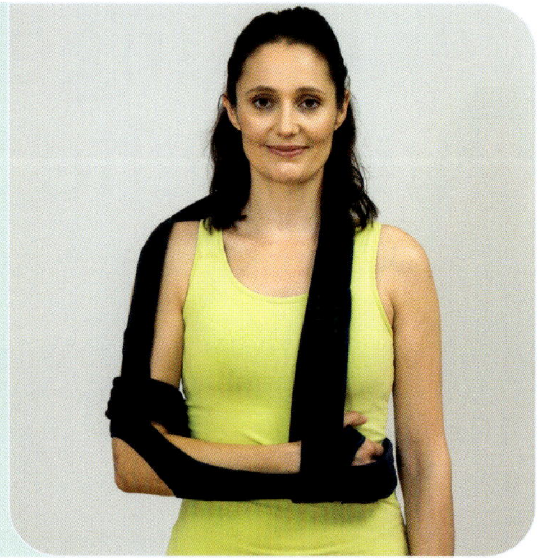

- plötzlich auftretender Bluterguss oder eine Verfärbung der Haut in der Schulterregion; kann auf eine Verletzung der Blutgefäße oder des Gewebes hinweisen
- Taubheitsgefühle oder Kribbeln in den Fingern oder Armen; können auf Nervenschäden hinweisen
- Die Schulter kann nicht belastet werden; ein Gewicht auf der betroffenen Schulter führt zu Schmerzen oder die Verletzung beeinträchtigt Alltagsaktivitäten.

Besteht der Verdacht auf eine akute Verletzung des Schultergelenks, führt der Behandler oder die Behandlerin in der Regel eine umfassende Untersuchung durch. Dabei sollte die Untersuchung folgende Schritte umfassen:

- Anamnese: Dabei werden die genauen Umstände der Verletzung, der Verlauf der Symptome und mögliche vorherige Verletzungen erfragt. Informationen zu Schmerzen, Bewegungseinschränkungen und anderen begleitenden Symptomen sind wichtig für die korrekte Diagnose.
- Körperliche Untersuchung: Dabei wird die betroffene Schulter genau untersucht, um Schwellungen, Blutergüsse, Instabilität, Bewegungseinschränkungen und andere Anzeichen einer Verletzung festzustellen.
- Röntgenaufnahmen: Röntgenbilder können helfen, Frakturen, Dislokationen oder andere strukturelle Probleme im Schultergelenk zu identifizieren.

Abhängig vom Ergebnis der klinischen Untersuchung und der Röntgenaufnahmen können ergänzend ein Ultraschall und/oder eine Magnetresonanztomographie (MRT) veranlasst werden, um Informationen über mögliche Weichteilverletzungen zu erhalten. Bei komplexen Gelenkbrüchen kann ferner eine Computertomographie (CT) sinnvoll sein (mehr dazu im Abschnitt Apparative Diagnostik, S. 34).

## Überlastung der Schulter

Die Schulter ist aufgrund ihrer Anatomie als rein muskulär geführtes Gelenk besonders anfällig für Überlastungen. Schulterbeschwerden treten daher häufig ohne Trauma durch übermäßige Belastung, Schon- bzw. Fehlhaltung und/oder Verschleiß auf. Einer der Hauptfaktoren ist die übermäßige Belastung der Schultermuskulatur, sei es durch repetitive Bewegungen im Sport oder im Beruf. Eine Untersuchung von 100 Maler- und Lackierermeistern hat ergeben, dass in dieser Berufsgruppe eine signifikant erhöhte Abnutzung der Rotatorenmanschette vorlag, wie sie bei der Durchschnittspopulation, die keine Arbeiten über Kopf ausführt, nicht zu beobachten ist. Auch eine schlechte Haltung, z. B. am Schreibtisch, kann zu chronischen Schmerzen führen. Hinzu kommt, dass mit zunehmendem Alter degenerative Veränderungen wie Rissbildungen im Bereich der Rotatorenmanschette oder Arthrose auftreten können.

Liegen folgende Symptome im Bereich der Schulter vor, sollte man sie ärztlich abklären lassen:

- starke Schmerzen
- Bewegungseinschränkungen
- leichte, aber lange anhaltende Schmerzen (über 2 Wochen und länger)
- Veränderungen in der Farbe der Haut oder Temperatur über der Schulter
- begleitende Symptome wie Fieber, Taubheitsgefühl, Kribbeln oder Schwäche in den Armen

In vielen Fällen können die Beschwerden durch kurzfristige Schonung gelindert werden. Bei anhaltenden und/oder starken akuten Beschwerden ist eine fachärztliche Untersuchung unabdingbar.

## Schulter und Sport

Das Schultergelenk ist eines der anfälligsten Gelenke für Sportverletzungen. Insbesondere bei den sogenannten »Überkopf«-Sportarten (Wurf- und Schlagsportarten) ist das Schultergelenk starken Belastungen ausgesetzt. In diesen Sportarten werden sehr häufig Schädigungen der langen Bizepssehne und der Gelenklippe beobachtet. Auch Entzündungen des Schleimbeutels sowie (Teil-)Risse der Rotatorenmanschette treten bei den Überkopfsportarten häufig auf. Bei den sogenannten Kontaktsportarten sind die Schultereckgelenksprengungen und die traumatische Schultergelenkinstabilität infolge einer Verrenkung (Luxation) besonders häufige Verletzungen. Dabei hängen die Art und die Häufigkeit der Verletzungen stark vom jeweiligen Risiko- und Belastungsprofil der jeweiligen Sportarten ab.

Schulterschmerzen gehören für viele Sportler daher zum Alltag, sollten jedoch ernst genommen werden. Wir sehen in unserer Praxis häufig Sportler, die aufgrund einer einseitigen oder intensiven Überlastung des Schultergelenkes Beschwerden haben und ihren Sport nicht mehr wie gewohnt ausüben können. Ein klassisches Beispiel hierfür ist die sogenannte Werferschulter: Hierbei kommt es durch die wiederkehrende Wurfbewegung zu einer strukturellen Veränderung des Schultergelenkes mit einer Vermehrung der Außenrotation im Schultergelenk bei gleichzeitiger Verminderung der Innenrotation. Diese Veränderungen dienen zunächst einmal der Optimierung des Bewegungsablaufes beim Werfen, bergen jedoch die Gefahr einer strukturellen Schädigung durch Überlastungen bzw. Mikrotraumata. Häufig kann durch gezielte präventive Maßnahmen eine Überlastungsproblematik, wie sie bei Überkopfsportlern sehr häufig auftritt, effektiv verhindert werden. Ist es erst einmal zu einem relevanten strukturellen Schaden am Schultergelenk gekommen, ist eine konservative Therapie meist nicht mehr ausreichend. Abhängig von der Art des Schadens kann in vielen Fällen durch eine gezielte operative Therapie die Sportfähigkeit meist wiedererlangt werden.

## Apparative Diagnostik am Schultergelenk

Bei Schulterbeschwerden stehen verschiedene apparative Untersuchungsmöglichkeiten zur Verfügung. Die Wahl der geeigneten Diagnostik hängt von der Art der Beschwerden und dem klinischen Verdacht auf bestimmte Ursachen ab. Im Folgenden führen wir die gängigsten apparativen Diagnoseverfahren für Schulterbeschwerden auf und erläutern, in welchen Situationen sie angewendet werden sollten:

### Röntgenaufnahmen

Röntgenaufnahmen sind gut geeignet, um knöcherne Veränderungen wie Frakturen, Arthrose oder Kalkablagerungen zu identifizieren. Sie werden bei akuten Verletzungen, Verdacht auf Knochenbrüche, Anzeichen von Arthrose oder zur Beurteilung der Gelenkstellung durchgeführt.

### Magnetresonanztomographie (MRT)

Bei der Magnetresonanztomographie – auch Kernspintomographie genannt – werden mithilfe von Magnetfeldern dreidimensionale Bilder bestimmter Körperteile ganz ohne Strahlenbelastung erstellt. Hierfür wird der Patient oder die Patientin in eine »Röhre« geschoben. Mit diesem Verfahren können detaillierte Bilder von Weichteilen erstellt werden, etwa von Muskeln, Sehnen, Bändern und Gelenkkapseln. Es wird bei Verdacht auf Sehnenrisse, Entzündungen, Schleimbeutelentzündungen, Instabilitäten oder allgemeinen Weichteilverletzungen veranlasst.

### Ultraschall (Sonographie)

Der Ultraschall eignet sich gut zur Echtzeit-Visualisierung von Sehnen, Muskeln und Schleimbeuteln. Eine Ultraschalluntersuchung wird bei Verdacht auf Sehnenverletzungen, Schleimbeutelentzündungen, Weichteilveränderungen oder zur gezielten Injektionstherapie durchgeführt.

### Computertomographie (CT)

Die Computertomographie ist im Prinzip eine dreidimensionale Röntgenaufnahme, die detaillierte Bilder etwa von Knochenstrukturen liefert und sich besonders für die Beurteilung von knöchernen Veränderungen eignet. Man führt sie bei komplexen Frakturen, Knochenzysten, Arthrose oder zur Planung von Operationen durch.

### Szintigraphie

Eine Szintigraphie ist ein bildgebendes Verfahren der Nuklearmedizin, mit dem Weichteile und Organe in einer Aufnahme (dem Szintigramm) sichtbar gemacht werden können. Dafür wird ein gering radioaktiver Stoff gespritzt, der sich in dem zu untersuchenden Organ anreichert. Mithilfe einer Szintigraphie können auch Prozesse wie die Durchblutung und der Stoffwechsel etwa im Knochengewebe dargestellt werden. Sie wird bei Verdacht auf Knochenentzündungen, Tumoren oder unklaren Knochenschmerzen angewendet.

Die Auswahl des geeigneten Untersuchungsverfahrens hängt von den individuellen Beschwerden, der jeweiligen Krankengeschichte und den klinischen Befunden ab. In vielen Fällen beginnt die Diagnostik mit nicht-invasiven Verfahren wie Röntgen und Ultraschall, während fortgeschrittenere Bildgebungsverfahren wie MRT oder CT bei Bedarf zum Einsatz kommen. Eine genaue Anamnese und klinische Untersuchung durch einen erfahrenen Arzt oder Ärztin sind entscheidend, um die am besten geeignete Diagnostik zu bestimmen. Die apparative Diagnostik hat sich in den vergangenen Jahren zunehmend verbessert, sodass bereits kleinste strukturelle Veränderungen identifiziert werden können. Die gute Verfügbarkeit von schnittbildgebenden Verfahren wie MRT und CT ermöglichen eine rasche Bildgebung, mit denen sich die Ursache für Gelenkbeschwerden herausfinden lässt.

Die klinische Untersuchung stellt jedoch das wichtigste Diagnoseverfahren dar und sollte immer im Vordergrund stehen. In unserer täglichen Praxis sehen wir häufig Patienten mit ähnlichen Befunden im MRT, aber ganz unterschiedlichen Beschwerdebildern. So kann beispielsweise eine vollständige Ruptur einer Supraspinatussehne vorliegen und der Betroffene gänzlich beschwerdefrei sein. Im anderen Fall kann eine kleine Schädigung der Supraspinatussehne bereits ausgeprägte Beschwerden verursachen. Daher sollte die Bildgebung eine Verdachtsdiagnose bestätigen oder ergänzen, aber nicht den alleinigen Ausschlag für eine Therapieentscheidung geben.

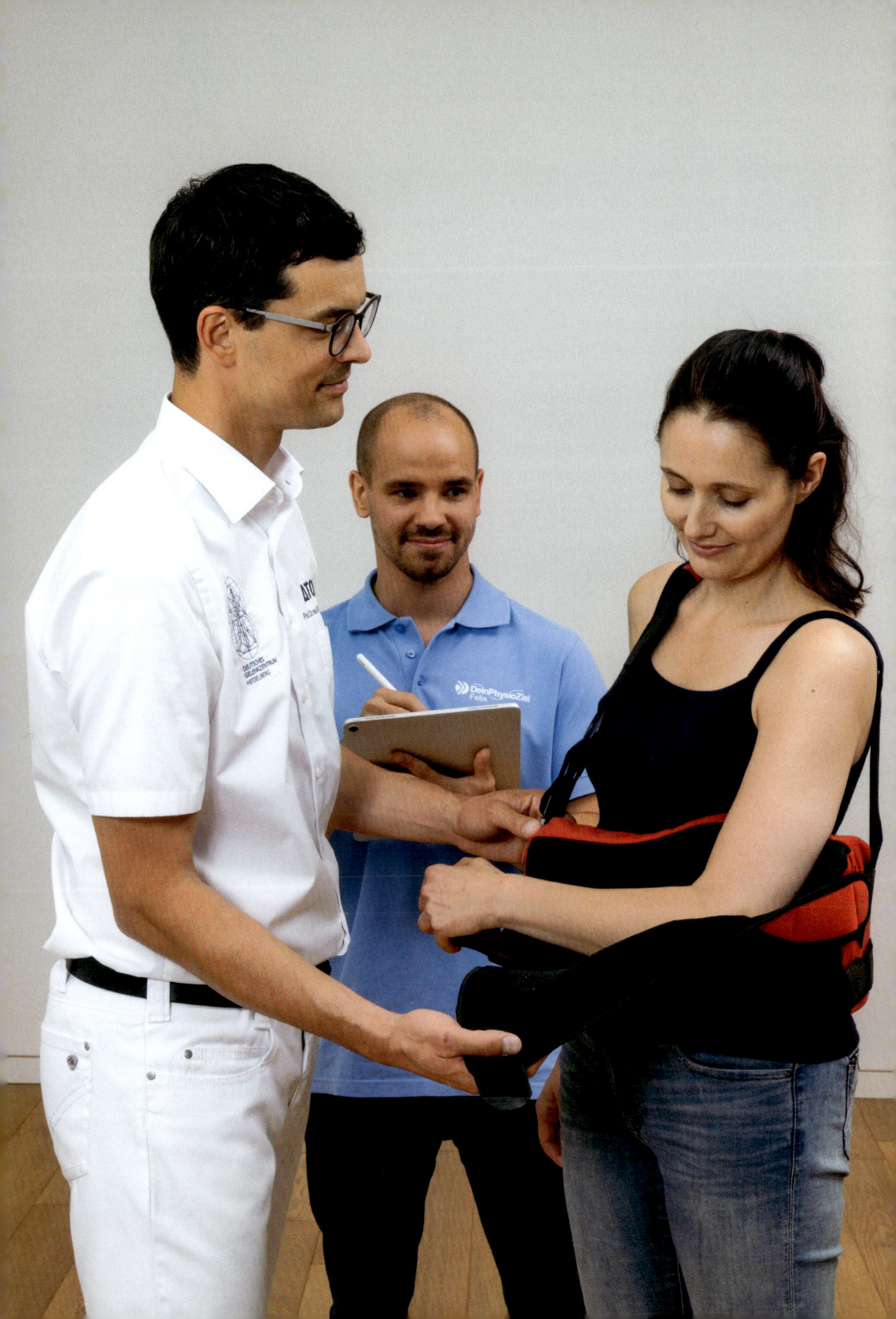
DEUTSCHES
GELENKZENTRUM
HEIDELBERG
DeinPhysioZiel
Felix

# Die häufigsten Krankheitsbilder

Die Schulter ist ein komplexes Gelenk, Schmerzen oder Probleme können daher verschiedene Ursachen haben. Wir stellen Ihnen hier die häufigsten Krankheitsbilder vor.

# Probleme mit der Rotatorenmanschette

Ob ein Engpass-Syndrom vorliegt oder die Rotatorenmanschette gerissen ist – in beiden Fällen leidet man unter Schmerzen und sollte ärztlichen Rat einholen.

Die Rotatorenmanschette um das Schultergelenk ermöglicht die Bewegung des Gelenks und trägt zu seiner Stabilisierung bei. Die obere Sehne der Rotatorenmanschette, die Supraspinatussehne, gleitet dabei in einem engen knöchernen Kanal zwischen Oberarmkopf und Schulterblatt, der mit zunehmendem Lebensalter oder nach andauernder Überkopfbelastung enger wird. Dann spricht man von einem Engpass-Syndrom (englisch »impingement«).

## Impingement-Syndrom

Durch diesen Engpass können sich lokale Entzündungen am Gleitgewebe (Schleimbeutel) bilden, auch die Sehnenansätze können dadurch geschädigt werden (Abb. 33, dort ist die Sehne noch intakt). Im schlimmsten Fall können einzelne Sehnen der Rotatorenmanschette reißen.

### Symptome

Anfänglich entstehen oft Schmerzen bei der Belastung des Armes, insbesondere wenn man ihn dreht oder über Kopf streckt. Später treten häufiger auch nachts und in Ruheposition Schmerzen auf.

### Diagnostik

Schon bei einer orthopädischen Untersuchung lassen sich Hinweise auf Veränderungen des Schleimbeutels und der Rotatorenmanschette feststellen. Ergänzend dazu kann eine Röntgenaufnahme zeigen, ob ein ausgeprägter Engpass besteht. Zum Nachweis einer fortgeschrittenen Sehnenschädigung ist gelegentlich eine Ultraschalluntersuchung und/oder eine Kernspintomographie notwendig.

### Behandlung

In den frühen Stadien der Erkrankung können schon physikalische Maßnahmen wie Krankengymnastik, Druckpunktmassagen, durchblutungsfördernde Salben und Elektrotherapie in den meisten Fällen dazu führen, dass die Beschwerden zurückgehen. Auch Kortisonspritzen in den Schleimbeutel oder eine Eigenbluttherapie tragen oft nach-

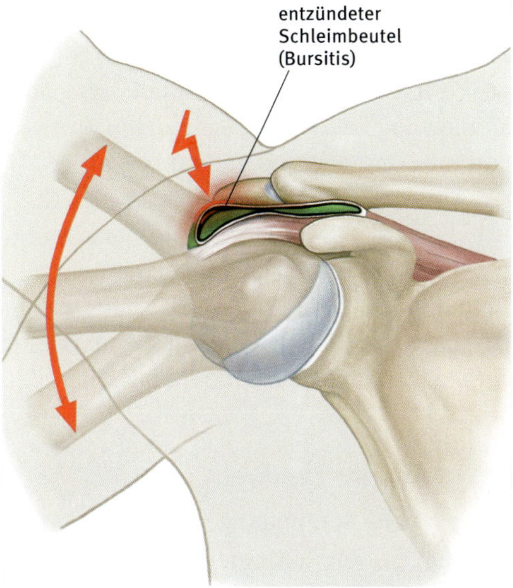


▲ 33: Beim Heben des Arms kommt es zu Schmerzen durch Kompression des entzündeten Schleimbeutels.

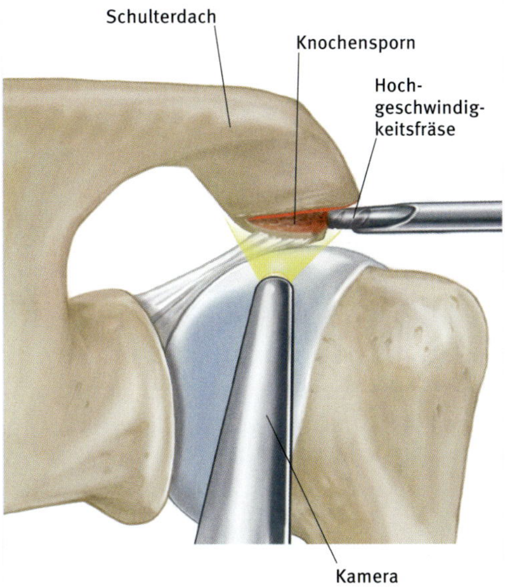


▲ 34: Mit einer Fräse werden unter Sicht mit der Kamera an der Unterseite des Schulterdachs störende Knochenkanten abgetragen.

haltig zu einer Linderung der Schmerzen bei. Daher sollte vor einer Operation über mindestens sechs Monate eine konservative Behandlung angewendet werden, denn diese ist sehr oft erfolgreich und führt dazu, dass die Beschwerden abklingen.

## Operation

Bei andauernden Schmerzen (länger als 6 Monate) mit Kraft- und Bewegungseinschränkungen und bei nachgewiesenem Sehnenschaden (durch Ultraschall oder Kernspintomographie) ist eine Operation zu empfehlen. Dabei wird der Engpass behoben, um etwaigen Schäden an der Rotatorenmanschette vorzubeugen.

Bei dem minimal-invasiven Eingriff wird durch Gelenkspiegelung (Arthroskopie) zunächst das Ausmaß von Engpass und Sehnenschädigung festgestellt. Dann erweitert man den Kanal durch Abfräsen der Knochenkanten (Abb. 34). Liegt ein Sehnenschaden vor, wird er durch eine Naht repariert. In diesem Fall ist eine aufwendigere Nachbehandlung notwendig (mehr dazu im Kapitel Ruptur der Rotatorenmanschette, S. 40).

## Nachbehandlung

Im Anschluss an die arthroskopische Entlastungsoperation muss der Arm für ca. 2–3 Wochen geschont werden, aber eine konsequente Ruhigstellung ist meistens nicht erforderlich. Nach der Operation bleibt man im Regelfall 1–2 Tage im Krankenhaus. Dann sollte über einen Zeitraum von etwa 4–6 Wochen Krankengymnastik nach einem festen Schema erfolgen. Je nach beruflicher Belastung kann man bei einem normalen Verlauf nach 2 Wochen wieder arbeiten und in der Regel nach 4–6 Wochen wieder Sport treiben.

### Ergebnisse und Risiken

Im Frühstadium der Erkrankung, wenn noch kein Riss in der Rotatorenmanschette vorliegt, bilden sich nach der Arthroskopie die Beschwerden in 90% der Fälle innerhalb von etwa 3 Monaten vollständig zurück. Nur selten kommt es trotz der Operation zu einem Fortschreiten der Sehnenschädigung mit verspäteter Rissbildung. Komplikationen der arthroskopischen Operation (lokale Entzündung, Gelenkentzündung oder eine Schädigung von Nerven- oder Blutgefäßen) sind sehr selten – die Komplikationsrate liegt insgesamt bei etwa 3%.

## Ruptur der Rotatorenmanschette

Die Rotatorenmanschette ist für die Bewegung und die Stabilisierung des Schultergelenks von großer Bedeutung. Insbesondere die obere Sehne, die Supraspinatussehne, die unter dem Schulterdach durch einen engen Knochenkanal gleitet, ist einer hohen mechanischen Belastung ausgesetzt. Infolge von wiederholten Überkopfbelastungen kann sie, aber auch die anderen Sehnen der Rotatorenmanschette, »durchscheuern« oder abreißen (siehe auch Impingement-Syndrom, S. 38). Seltener werden sie durch ein Trauma, z. B. infolge von Stürzen, geschädigt.

### Symptome

Anfangs treten oft Schmerzen auf, ganz spontan oder im Anschluss an eine Überbelastung. Sie machen sich zunächst bei bestimmten Bewegungen bemerkbar, später können auch nächtliche Schmerzen hinzukommen. Im weiteren Verlauf kommt es dann zu einem Kraftverlust, bevor allmählich die aktive Beweglichkeit immer schlechter wird. Werden Verletzungen der Rotatorenmanschette durch einen Sturz ausgelöst, so ist die Folge häufig ein akuter Funktionsverlust der Schulter (Pseudoparalyse).

### Diagnostik

Durch eine körperliche Untersuchung lassen sich einfache Entzündungen von ernsthaften Schäden der Rotatorenmanschette unterscheiden. Erste Hinweise auf einen Sehnenriss kann eine Ultraschalluntersuchung liefern. Bei Verdacht auf eine Schädigung der Rotatorenmanschette führt man dann eine MRT-Untersuchung durch, um die genaue Lokalisation und das Ausmaß des Risses beurteilen zu können (Abb. 36).

### Behandlung

Die Therapie einer Rotatorenmanschettenruptur folgt keinem allgemeinen Schema, vielmehr richtet sich die Entscheidung für eine bestimmte Methode nach den individuellen Faktoren. Neben den MRT-Befunden,

» 35: Riss der Supraspinatussehne
36: Darstellung einer vollständigen Ruptur der Supraspinatussehne im MRT
37: Rekonstruktion einer Ruptur der Supraspinatussehne mit Fadenankern
38: Abduktionskissen zur Ruhigstellung der Schulter. Das Abduktionskissen bietet eine Zugentlastung der Supraspinatussehne, was gerade bei Nähten der Sehne von Vorteil ist.

35
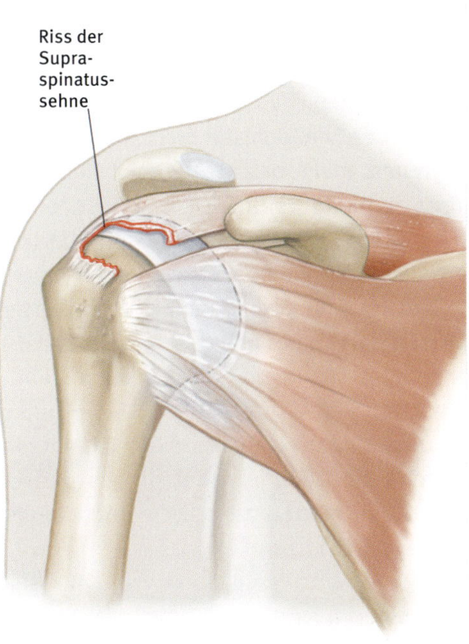
Riss der
Supra-
spinatus-
sehne

36
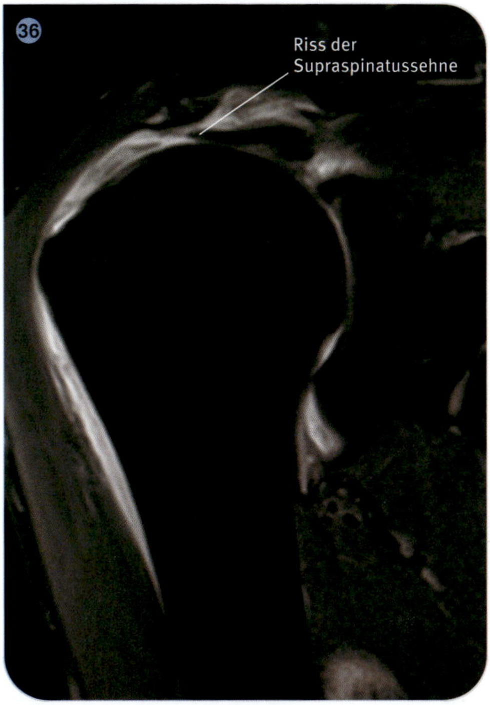
Riss der
Supraspinatussehne

37
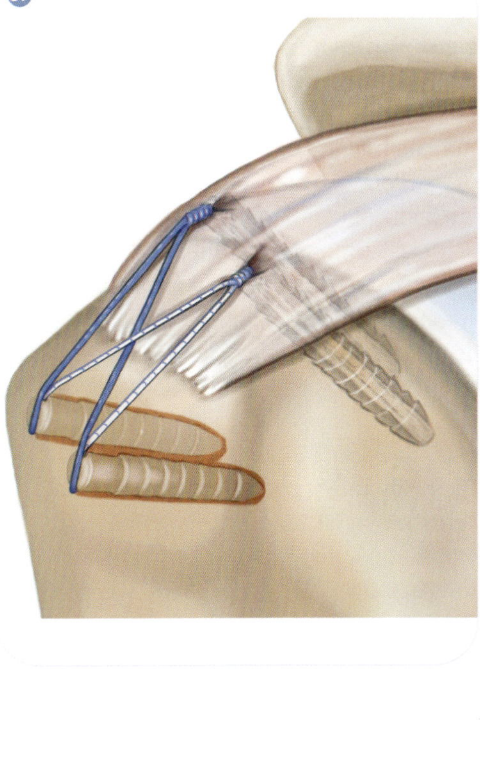

38
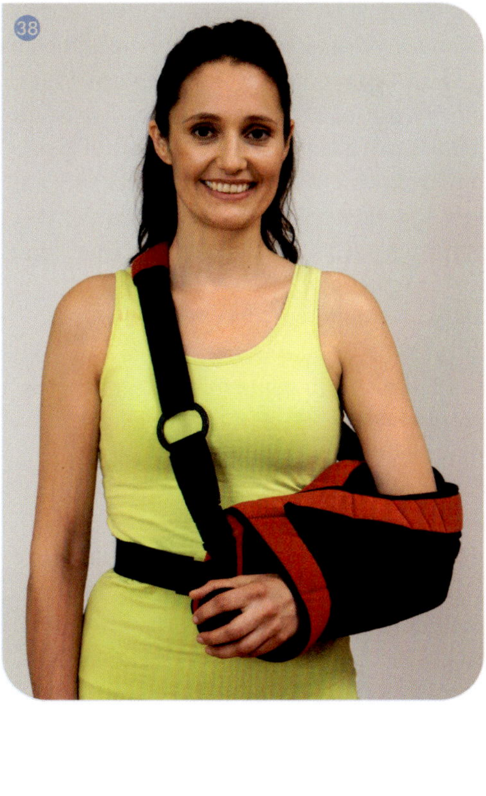

der Risskonfiguration und der davon abhängigen klinischen Auswirkung spielen die berufliche Situation, das Alter sowie auch die sportlichen Aktivitäten des Patienten bzw. der Patientin eine entscheidende Rolle.

Besonders bei älteren Menschen gehen in vielen Fällen die Beschwerden zurück, nachdem sie die betreffende Schulter über eine kurze Zeit geschont und anschließend über einige Wochen mit Physiotherapie mobilisiert haben. Auch eine Kortisonspritze lindert die Schmerzen oft sehr gut. Bei einem unvollständigen Sehnenriss ist oft auch die Behandlung mit Blutplasma erfolgreich, das die körpereigenen Heilungs- und Wachstumsfaktoren in einer hohen Konzentration enthält. Dafür werden dem Patienten bzw. der Patientin zunächst wenige Milliliter Blut entnommen und so aufbereitet, dass es als Plasma (z. B. in Form von ACP = Autologes Conditioniertes Plasma) wieder injiziert werden kann. Dieses trägt dazu bei, die geschädigten Sehnen zu heilen und die Symptome weiter zu lindern. Wenn ein Sehnenschaden festgestellt wurde, sollte jedoch spätestens nach drei Monaten, beim Auftreten von Bewegungseinschränkungen und vor allem bei jüngeren und aktiven Personen auch schon früher, eine Operation in Erwägung gezogen werden.

## Operation

Der Eingriff wird heute in der Regel arthroskopisch, das heißt in »Schlüssellochtechnik« durchgeführt. Dabei fräst man die Knochenkante des Schulterdachs ab, um die knöcherne Passage für die Rotatorenmanschette zu erweitern. Anschließend werden die gerissenen Sehnen mit kleinen Fadenankern wieder am Knochen befestigt, sodass sie in den folgenden Wochen wieder anwachsen (Abb. 37).

Falls es nicht mehr möglich ist, die Sehne wieder vollständig zu reparieren, gibt es weitere Optionen zur Behandlung einer Rotatorenmanschettenruptur.

Bei großen Schäden, die mehr als eine Sehne betreffen, kann man häufig noch einzelne Teile der Rotatorenmanschette wiederherstellen (Partialrekonstruktion). Hierbei werden alle Sehnen, die sich wieder fixieren lassen, genäht, auch wenn kein kompletter Verschluss der gesamten Rotatorenmanschette mehr möglich ist. Die Partialrekonstruktion verbessert oft deutlich die Funktion des Schultergelenks und die Schmerzen lassen nach. Zudem wird damit verhindert, dass die Rotatorenmanschette ungebremst weiter reißen kann.

Lässt sie sich jedoch nicht mehr rekonstruieren, ist die Möglichkeit einer Sehnentransfer-Operation in Betracht zu ziehen (siehe auch S. 47). Dabei leitet man, je nachdem, an welcher Stelle sich der Riss befindet, einen Muskel um und näht dessen Sehne an der Rotatorenmanschette an. Dieser Muskel übernimmt dann einen Teil der früheren Aufgaben der nicht reparablen Rotatorenmanschette. So kann etwa bei irreparablen Schäden der Subscapularissehne der Pektoralismuskel (Brustmuskel) verwendet werden, bei irreparablen Schäden der Infraspinatussehne die Sehne des M. latissimus dorsi (ein oberflächlich am Rücken gelegener Skelettmuskel).

## Nachbehandlung

Die Behandlung nach einer chirurgischen Sehnennaht ist zeitaufwendig und setzt Verständnis und Mitarbeit der operierten Person voraus. Je nachdem, wie groß der Riss war, muss danach die Schulter in einem Abduktionskissen über 3–6 Wochen ruhiggestellt werden. Das Kissen darf in dieser Phase nur zur Krankengymnastik und zur Körperpflege abgelegt werden, um zu verhindern, dass die Sehne wieder abreißt. Bereits ab dem Tag nach der Operation erfolg die Physiotherapie zu Hause über einen Zeitraum von mindestens 3 Monaten nach einem individuellen, durch den Operateur festgelegten Schema.

### Ergebnisse und Risiken

In über 80 % der Fälle führt die Operation zum Erfolg, ohne dass Beschwerden zurückbleiben, oder zumindest nur geringe Restbeschwerden. Heilen die Sehnen nach einer Operation nicht ein, so ist dies vielfach darauf zurückzuführen, dass sie zu spät durchgeführt wurde (mehr als 6 Monate nach dem Riss) oder dass der Schaden sehr groß war. Komplikationen durch eine Operation (etwa eine lokale Entzündung, Gelenkinfektion oder eine Schädigung von Nerven- oder Blutgefäßen) sind selten – die Komplikationsrate liegt insgesamt bei etwa 5 %.

## Besonderheit Subscapularissehne

Die Subscapularissehne, die vordere Sehne der Rotatorenmanschette, hat zwei wichtige Funktionen: Zum einen verbindet sie den M. subscapularis mit dem Oberarm und ermöglicht die Innendrehung im Schultergelenk. Zum anderen ist sie dafür zuständig, dass ein Gleichgewicht der Kräfte aufrechterhalten und die Kugel mittig in der Pfanne gehalten werden kann. Bei einem vollständigen Riss der Subscapularissehne kommt es zu einem erheblichen Funktionsverlust des Schultergelenks, da der Oberarmkopf nicht mehr in der Pfanne zentriert werden kann. Solch ein Riss kommt bei akuten Verletzungen der Schulter vor – klassischerweise bei einer forcierten Außenrotation infolge eines Sturzes oder bei einer Luxation der Schulter.

### Symptome

Bei einem vollständigen Abriss der Subscapularissehne kann man meist nicht mehr die Hand hinter den Körper führen, außerdem ist oft die Schulterfunktion erheblich eingeschränkt.

### Diagnostik

Bei der klinischen Untersuchung zeigt sich oft, dass die Beweglichkeit im Schultergelenk eingeschränkt ist und dass für die Innendrehung am betroffenen Arm ein Kraftdefizit besteht. Zur Absicherung der Diagnose wird in der Regel eine MRT-Aufnahme veranlasst.

### Behandlung

Der vollständige Riss der Subscapularissehne stellt aus zwei Gründen eine Besonderheit dar: Erstens kann der Verlust der Funktion der Subscapularissehne nicht von anderen Sehnen/Muskeln kompensiert werden. Und zweitens zieht sich die Sehne nach einem akuten Riss sehr schnell zurück (man spricht hier von Retraktion). Aus diesen Gründen stellt der vollständige Abriss der Subscapularissehne eine schwerwiegende Verletzung dar, die unbedingt möglichst zeitnah operativ behandelt werden sollte.

### Operation

Die Rekonstruktion (Naht) der Subscapularissehne kann offen über einen kleinen Schnitt oder auch minimalinvasiv durchgeführt werden. Entscheidend für das Ergebnis und die Funktion des Gelenks ist die sichere Wiederherstellung der Verbindung zwischen Knochen und Sehne.

### Nachbehandlung

Die Nachbehandlung ist vergleichbar mit derjenigen nach einer Naht an der Supraspinatussehne. Auch hier wird zunächst die Schulter für 3 Wochen auf einem Abduktionskissen ruhiggestellt. Zudem darf in den ersten 6 Wochen nach der Operation der Arm an der operierten Seite nicht nach außen gedreht werden, auch eine Innenrotation gegen Widerstand muss vermieden werden. Ab der 7. Woche darf man den Arm wieder aktiv im Alltag einsetzen, nach 3 Monaten kann man dann mit sportspezifischem Training beginnen, d. h. mit einem Aufbautraining für die zuvor ausgeübte Sportart.

### Ergebnisse und Risiken

Großen Einfluss auf das Gelingen der Operation hat der Zeitpunkt ihrer Durchführung. Erfolgt sie innerhalb von 6 Wochen nach dem Unfall, ist meist (d. h. in über 95 % der Fälle) eine vollständige Wiederherstellung der Schulterfunktion möglich.

## Wenn die Rekonstruktion der Rotatorenmanschette nicht mehr möglich ist

Im Laufe des Lebens treten bei fast allen Menschen Verschleißerscheinungen an der Rotatorenmanschette auf. Diese Veränderungen sind meist klinisch stumm, das heißt, die Betroffenen bemerken diese Veränderungen zunächst nicht. Nach empirischen Untersuchungen wissen wir, dass diese natürlichen Veränderungen ab dem 5. Lebensjahrzehnt beginnen und mit zunehmendem Alter fortschreiten. Bei mehr als der Hälfte aller Menschen über 80 Jahren liegen Verschleißveränderungen an der Rotatorenmanschette mit Rissbildungen vor. Daher sollte man zurückhaltend mit einer Operation sein, solange nicht über Beschwerden geklagt wird.

### Symptome

Wann spürt man eine Rotatorenmanschettenschädigung? Hier müssen wir unterscheiden zwischen akuten, durch einen Unfall bedingten und verschleißbedingten Schädigungen. Kommt es infolge eines Sturzes zu einem Abriss einer Sehne, kann die übrige Muskulatur den Ausfall nicht so schnell kompensieren. Meist tritt eine erhebliche Funktionsstörung der Schulter bis hin zur vollständigen Bewegungsunfähigkeit (sogenannte Pseudoparalyse) ein. In diesem Fall ist eine Operation meist sinnvoll. Anders sieht das bei einer chronischen, also verschleißbedingten Schädigung der Rotatorenmanschette aus. Das ist meist ein langsam fortschreitender Prozess, der durch die anderen, noch intakten Sehnen der Rotatorenmanschette kompensiert werden kann. Bei einer Schädigung der Supraspinatussehne (was am häufigsten vorkommt) wandert der Oberarmkopf langsam nach oben, da kein Widerlager mehr vorhanden ist. Stößt nun der Oberarmkopf an das Schulterdach, kann es zu einer Reizung des Schleimbeutels ähnlich wie bei einem Impingement-Syndrom kommen (mehr dazu erfahren Sie auf S. 38). Zudem ist aufgrund des Höhertretens des Oberarmkopfes die Biomechanik im Schultergelenk verändert und der Arm kann nicht mehr vollständig nach oben geführt werden. Der Oberarmkopf stößt beim Seitwärtsheben des Armes an das Schulterdach und läuft nicht mehr korrekt in der Pfanne. Diesen Zustand, bei dem die Biomechanik des Schultergelenks aufgrund einer chronischen Schädigung der Rotatorenmanschette gestört ist, nennt man in der Fachsprache Defektarthropathie (Abb. 39).

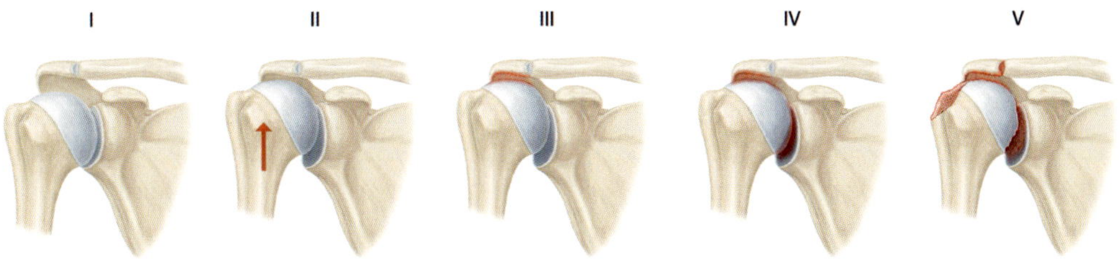


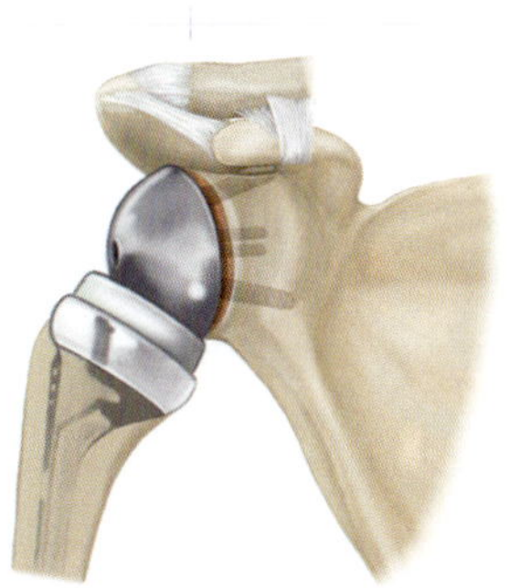

39: Verschiedene Stadien der Defektarthropathie. Infolge des Höhertretens des Oberarmkopfes kann sich sekundär eine Arthrose der Schulter entwickeln (ab Stadium IV).

40: Inverserse Schulterprothese

## Diagnostik

Bei einer klinischen Untersuchung fällt meist ein Kraftdefizit beim Anheben des betroffenen Armes auf. Im fortgeschrittenen Stadium ist zudem häufig noch das Schultergelenk weniger beweglich. Dies kann bis zur vollständigen Bewegungsunfähigkeit, einer sogenannten Pseudoparalyse, führen. In einer sonographischen Untersuchung können erfahrene Fachleute das Ausmaß der Schädigung der Rotatorenmanschette bereits abschätzen. Der Goldstandard in der Diagnostik stellt die MRT-Untersuchung dar. Damit lässt sich am besten beurteilen, in welchem Zustand sich die Rotatorenmanschette befindet und wie sehr der Oberarmkopf höhertritt.

## Behandlung

Ursache und Ausmaß der Schädigung, das Patientenalter, die Schmerzsymptomatik, der Funktionsverlust und -anspruch bestimmen die Therapie einer chronischen Schädigung der Rotatorenmanschette. Zunächst versucht man, die degenerativen Schädigungen mit Physiotherapie über einen Zeitraum von mindestens 3 Monaten zu behandeln. Ist dies aufgrund von Schmerzen nicht möglich, können Schmerzmedikamente in Form von Tabletten oder Tropfen sowie als Injektionen verabreicht werden, die ganz lokal wirken und damit kaum Nebenwirkungen haben. Bewährt haben sich hierbei Kortisonpräparate, wobei in den vergangenen Jahren die Eigenbluttherapie zunehmend an Bedeutung gewonnen hat (mehr dazu im Kapitel Injektionen, S. 90). Das Ziel der Physiotherapie besteht darin, durch ein gezieltes Training der noch intakten Sehnen der Rotatorenmanschette dem Höhertreten des Oberarmkopfes entgegenzuwirken (Wiederherstellung des Kraftvektors), um somit den natürlichen Bewegungsablauf des Schultergelenks wiederherzustellen.

Bestehen nach Ablauf der konservativen Therapie weiterhin Schmerzen sowie eine Einschränkung in Bewegungsumfang, Kraft oder Funktion, so sollte man über eine Operation nachdenken. Insbesondere, wenn zwei oder mehr Sehnen von der Schädigung betroffen sind, kann der Verlust durch die verbliebenen Sehnen häufig nicht mehr kompensiert werden. Man spricht bei einer Schädigung von zwei oder mehr Sehnen daher auch von einer Rotatorenmanschettenmassenruptur. Diese kann weitreichende Folgen haben, denn dadurch tritt der Oberarmkopf höher und stößt am Schulterdach an. Aufgrund dessen entwickelt sich in nicht seltenen Fällen auch eine Arthrose im Schultergelenk (mehr dazu erfahren Sie im Kapitel Arthrose, S. 61). Durch das Höhertreten des Oberarmkopfes kommt es langfristig zudem zu einer Verkürzung und damit Schwächung des Deltamuskels (S. 19), der bei einer Schädigung der Supraspinatussehne die Seitwärtshebung des Armes noch ermöglicht hat.

## Operation

Liegt also eine fortgeschrittene Defektarthropathie vor, kann man mit einer sogenannten inversen Schulterprothese Abhilfe schaffen (Abb. 40). Hierbei wird eine Halbkugel auf die ursprüngliche Pfanne aufgeschraubt und eine konkav geformte Humeruspfanne im Oberarm fixiert. Der Oberarm wird dadurch nach unten verlagert, wodurch der Deltamuskel mehr Vorspannung erhält. Durch diese Veränderung der Biomechanik des Schultergelenkes ist der Deltamuskel in der Lage, auch ohne Rotatorenmanschette den Arm nach vorne und zur Seite anzuheben.

## Nachbehandlung

Nach der Operation wird der betroffene Arm für 2–3 Wochen auf einem Abduktionskissen gelagert und täglich durch Physiotherapie mobilisiert. Nach Bewilligung durch die Krankenkasse kann 4 Wochen nach dem Eingriff eine Anschlussheilbehandlung in einer Rehabilitationsklinik angeschlossen werden. Etwa 6 Wochen nach der OP darf man den Arm im Alltag wieder annähernd normal einsetzen. Eine physiotherapeutische Behandlung zum Muskelaufbau ist meist für 6 Monate sinnvoll.

## Ergebnisse und Risiken

Im Normalfall kann man nach der Operation den Arm wieder bis zur Schulterhöhe schmerzfrei einsetzen, Bewegungen darüber hinaus sind nach intensivem Eigentraining, bei dem die Muskeln gekräftigt werden, möglich. Bei diesen Operationen kommt es selten zu Komplikationen, in etwa 5 % der Fälle werden Nachblutungen, Knochenverletzungen oder Schädigungen von Blutgefäßen oder Nerven beobachtet, die sich in der Regel jedoch zurückbilden. Lediglich bei unvorsichtiger Rehabilitation in der Frühphase kann es zu einer Verrenkung der Schulter oder zu einem Abriss der Muskulatur kommen. Im späteren Verlauf sind Prothesenlockerungen und auch Spätinfekte (ca. 5 %) möglich, aber noch 12–15 Jahre nach einer solchen Operation sind über 80 % der Schulterprothesen stabil und funktionsfähig. Der Einsatz einer inversen Schulterprothese hat sich in den vergangenen Jahren zu einer der häufigsten und erfolgreichsten Operationen in der Schulterchirurgie entwickelt (siehe hierzu auch S. 81). Bei entsprechendem Beschwerdebild und Leidensdruck kann mithilfe der inversen Schulterprothese in den meisten Fällen eine vollständige Schmerzfreiheit erzielt und das Bewegungsausmaß der Schulter verbessert werden.

## Nicht reparable Schädigung der Rotatorenmanschette ohne Arthrose

Bei chronischen, nicht reparablen Sehnenschäden der Rotatorenmanschette ohne Schädigung des Gelenks gibt es seit ein paar Jahren alternative Operationsverfahren, die man insbesondere dann anwendet, wenn dauerhafte Schmerzen das Leben beeinträchtigen, eine Sehnenrekonstruktion jedoch nicht mehr möglich und der Patient bzw. die Patientin noch zu jung für eine Prothesenimplantation ist.

### Symptome

Bei Sehnenschäden sind es neben einer eingeschränkten Beweglichkeit der Schulter insbesondere die Schmerzen, die eine Behandlung erforderlich machen. Sie werden dadurch ausgelöst, dass durch die fehlende Zentrierung des Kopfes in der Gelenkpfanne der Oberarmkopf immer wieder in Kontakt mit dem Schulterdach gerät (Abb. 41).

Schäden an den Außenrotatoren (M. infraspinatus, M. teres minor oder deren Sehnen) führen außerdem dazu, dass der Arm nicht nach außen gedreht werden kann bzw. dass man den nach außen gedrehten Arm nicht in dieser Position halten kann (Außenrotations-Lag-sign). Ist indes der Innenrotator (Subscapularismuskel oder -sehne) betroffen, gelingt es kaum oder gar nicht, die Hand nach hinten ans Gesäß zu führen.

### Diagnostik

Neben der genauen klinischen Untersuchung zeigt das MRT das exakte Schadensausmaß der Rotatorenmanschette. Weiterhin kann der Status des Gelenkknorpels im MRT beurteilt werden.

### Behandlung

Zunächst wird mit Physiotherapie versucht, die noch erhaltenen Sehnen zu kräftigen, um so die Funktion der Schulter wiederherzustellen. Bei anhaltenden Schmerzen und einer deutlichen Funktionseinbuße kann eine Teilrekonstruktion der Rotatorenmanschette zusammen mit einer Kapselrekonstruktion erfolgen. Ziel ist, den Oberarmkopf wieder in der Pfanne zu zentrieren und damit die Beweglichkeit wiederherzustellen.

### Operation

Bei anhaltenden Schmerzen bietet sich die Option, die obere Kapsel in einer arthroskopischen Operation zu rekonstruieren. So verhindert man ein Höhertreten des Oberarmkopfes gegen das Schulterdach, stellt die Beweglichkeit der Schulter wieder her und eliminiert die Schmerzen. Bei diesem Verfahren, superiore Kapselrekonstruktion (SCR, Abb. 42) genannt, setzt man in einem minimalinvasiven Eingriff einen Gewebeflicken (Patch) ein, der Schulterpfanne und Oberarmkopf miteinander verbindet.

Ist zusätzlich zu den Schmerzen die Außendrehung des betroffenen Arms nur eingeschränkt möglich (bei Schädigung der Infraspinatussehne), kann man die Sehne des Latissimus-dorsi-Muskels verlegen (Abb. 43) und auf diese Weise die Außenrotationsfähigkeit im Schultergelenk wiederherstellen. Dabei wird die Sehne von der ursprünglichen Ansatzstelle auf die ehemalige Ansatzstelle des Infraspinatusmuskels versetzt. Analog dazu leitet man bei einer Schädigung der Subscapularissehne die Sehne des M. pectoralis major um.

### Nachbehandlung

Im Anschluss an die Operation wird der Arm für 3–6 Wochen auf einem Abduktionskissen gelagert und 6 Wochen lang täglich durch die Physiotherapie passiv mobilisiert. Ab der 7. Woche kann mit aktiven Übungen begonnen werden, Schreibtischarbeit ist nach wenigen Wochen, körperliche Arbeit frühestens nach 3–6 Monaten möglich.

## Ergebnisse und Risiken

Die Nachbehandlung der vorgestellten Verfahren ist langwierig, lohnt sich aber gerade bei jüngeren Patienten, um die Implantation einer inversen Prothese zu verzögern.

41

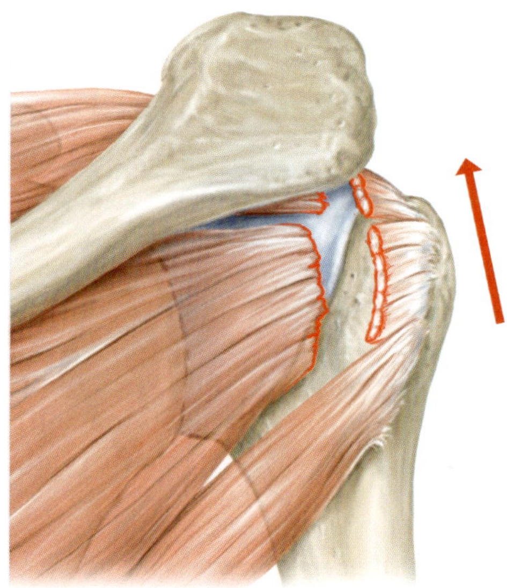

41: Rotatorenmanschetten-Massenriss (Supra- und Infraspinatussehnen) mit Dezentrierung des Oberarmkopfes

42: Superiore Kapselrekonstruktion mit einem Patch
43: Verlegung des M. latissimus dorsi

42

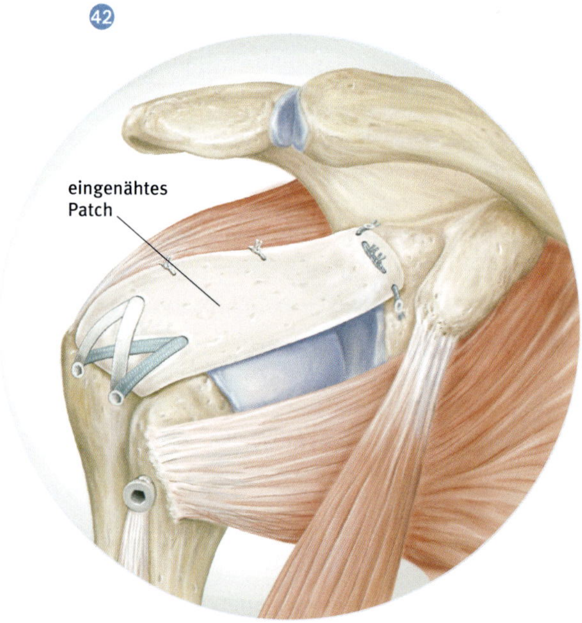


43

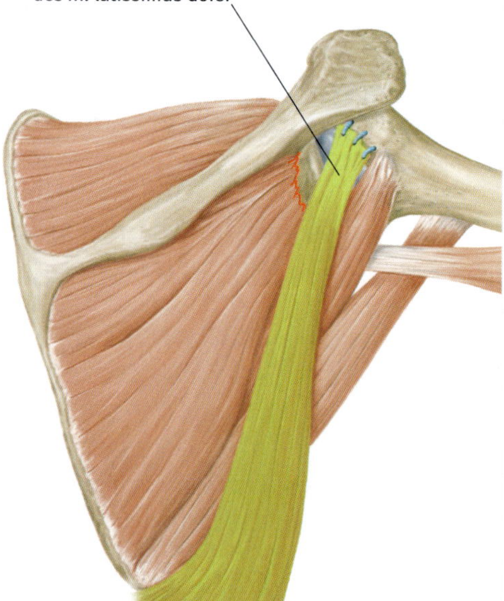

# Versteckter Troublemaker lange Bizepssehne

Bei Schulterschmerzen ist oft die lange Bizepssehne im Spiel. Ist sie geschädigt, kann es auch zu Bewegungseinschränkungen kommen.

Die lange Bizepssehne weist eine Besonderheit auf: Sie läuft im oberen Bereich durch das Schultergelenk, macht dann einen Bogen um fast 90° und verlässt das Schultergelenk in Richtung Oberarm. Aufgrund dieser intraartikulären Lage verursacht sie häufig Schmerzen im Schultergelenk, die in den Bizepsmuskel ausstrahlen. Hinzu kommt noch eine Besonderheit: Die Sehne ist sensibel innerviert. Das heißt, dass sich entzündliche Veränderungen der Sehne häufig mit Schmerzen im vorderen Schulterbereich bemerkbar machen. Die lange Bizepssehne weist drei typische Schwachstellen auf, an denen es häufiger zu Verletzungen und/oder Verschleiß kommen kann: im Bereich ihres Ursprungs am Tuberculum supraglenoidale (dann spricht man von einer SLAP-Läsion, Abb. 44), in ihrem Verlauf im Gelenk und im Bereich des Eintritts der Sehne in die Rinne. In diesem Fall spricht man von einer Pulley-Läsion (Abb. 45). Das Pulley ist eine Schlinge, die aus Bestandteilen der Rotatorenmanschette und der Gelenkkapsel gebildet wird. Es ist sehr anfällig für Verletzungen und Verschleiß.

## Symptome

Beeinträchtigungen durch Schädigungen an der langen Bizepssehne können sich auf unterschiedliche Weise zeigen – von bewegungs- und belastungsabhängigen Schmerzen bis hin zu massiven Einschränkungen der Beweglichkeit. Typischerweise berichten Betroffene über Schmerzen im vorderen Bereich der Schulter mit Ausstrahlung in den Bizepsmuskel. Diese Schmerzen sind häufig auch in Ruhe zu spüren (insbesondere nachts) und werden bei bestimmten Belastungen (z. B. Wurfbelastung, Aufschlag beim Tennis) verstärkt. In nicht seltenen Fällen tritt eine Entzündung der langen Bizepssehne zusammen mit anderen Erkrankungen wie Arthrose oder Verletzungen an der Rotatorenmanschette auf.

## Diagnostik

Auch die radiologische Diagnostik ist selten eindeutig, weshalb die Ergebnisse der bildgebenden Verfahren immer im Kontext

44

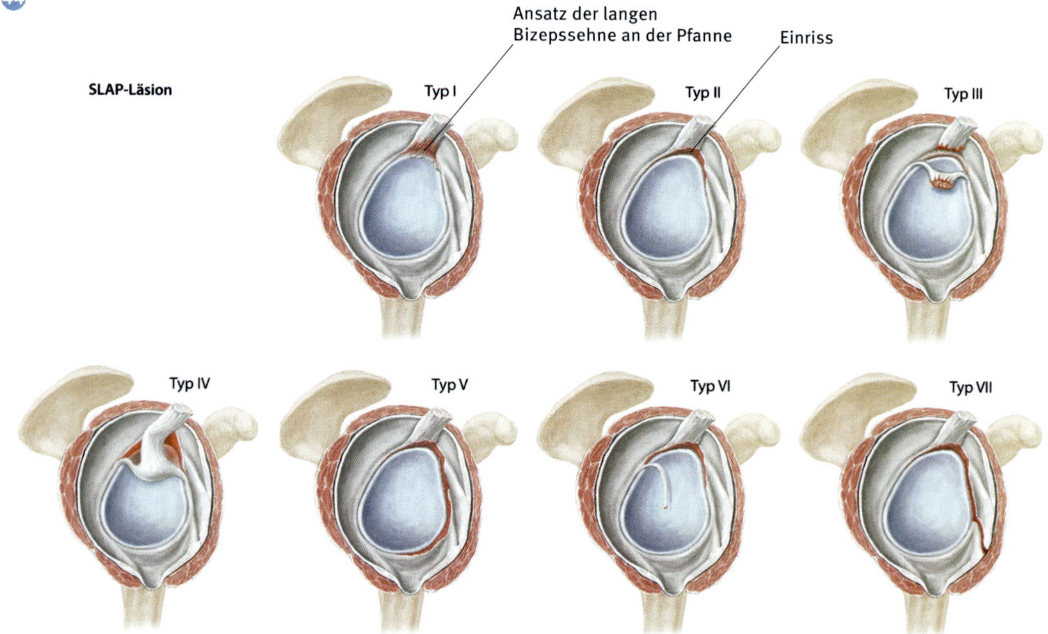
Ansatz der langen Bizepssehne an der Pfanne
Einriss
SLAP-Läsion
Typ I
Typ II
Typ III
Typ IV
Typ V
Typ VI
Typ VII

45

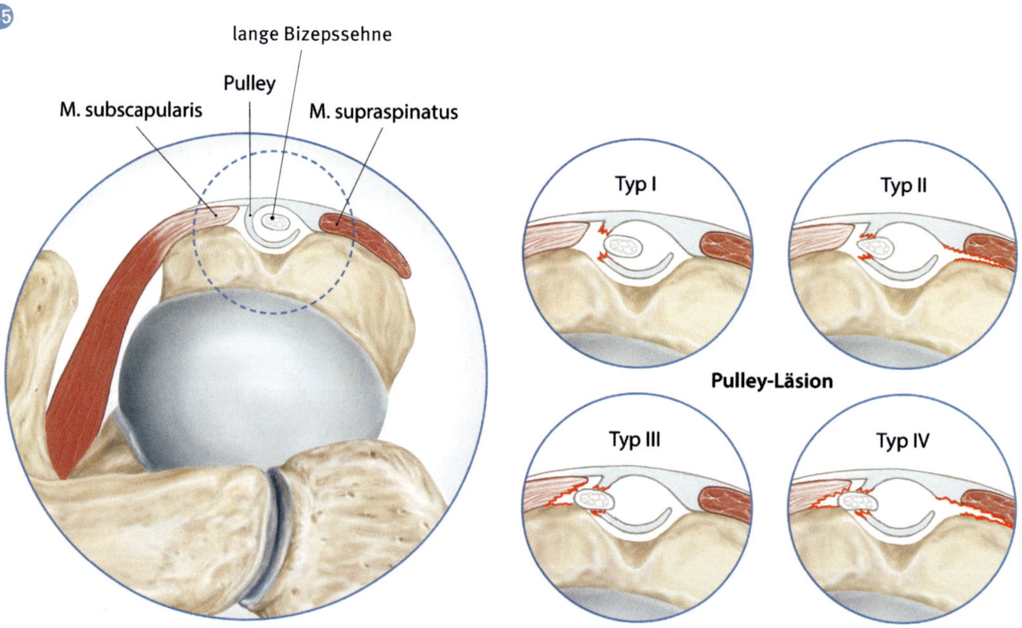
lange Bizepssehne
Pulley
M. subscapularis
M. supraspinatus
Typ I
Typ II
Pulley-Läsion
Typ III
Typ IV

der Anamnese, vorliegenden Symptome und Befunde aus der klinischen Untersuchung betrachtet werden müssen.

## Behandlung

Die Behandlung hängt vom Ausmaß der Beschwerden und von möglichen Begleiterkrankungen an der Schulter ab. Kann man mithilfe von klinischer Untersuchung und radiologischer Diagnostik (am besten MRT) ausschließen, dass eine andere Problematik zugrunde liegt, sollte in jedem Fall zunächst ein konservativer Therapieversuch (Physiotherapie, Elektrotherapie) erfolgen. Wiederkehrende starke Schmerzreize (z.B. Aufschlag beim Tennis, bestimmte Fitnessübungen wie Bankdrücken) sollten über einen Zeitraum von ca. 4–6 Wochen vermieden werden. Begleitend können entzündungshemmende Präparate helfen, die Entzündung und damit die Schmerzen zu lindern.

Treten die Schmerzen mit Zunahme der Belastung immer wieder auf und/oder liegt ein nachgewiesener struktureller Schaden der Bizepssehne vor, kommt nur ein operativer Eingriff infrage.

« 44: Verschiedene Formen der SLAP-Läsion
45: Verschiedene Formen der Pulley-Läsion

## Operation

Eine Operation erfolgt in diesem Falle immer endoskopisch mit einer Arthroskopie der Schulter. Dabei kann die Bizepssehne über ihren gesamten Verlauf im Gelenk exakt beurteilt werden. Bestätigt sich die vermutete Schädigung der Bizepssehne, wird sie in der Regel bei dem Eingriff auch gleich behandelt. Dafür gibt es zwei Möglichkeiten: die Tenotomie und die Tenodese der langen Bizepssehne. Bei der Tenotomie wird die lange Bizepssehne am Ansatz am Tuberculum supraglenoidale durchtrennt. Bei der Tenodese wird sie zunächst ebenfalls an dieser Stelle durchtrennt, dann aber zusätzlich gekürzt und im Bereich der Rinne (Sulcus) wieder mit der korrekten Spannung befestigt (Abb. 46). Die Tenodese wird tendenziell eher beim jüngeren Patienten (unter 60 Jahre) bevorzugt, um eine Verformung des Bizeps zu vermeiden; allerdings geht diese Technik mit einer etwas aufwendigeren Nachbehandlung einher.

46: Tenodese der langen Bizepssehne im Sulcus mit einem Bizepsbutton

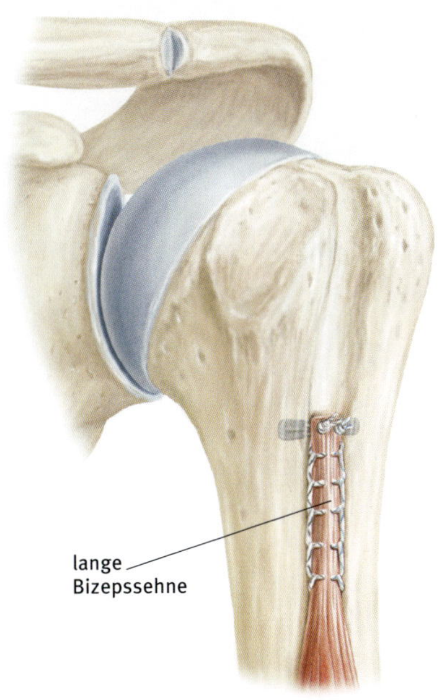

## Nachbehandlung

Grundsätzlich ist bei isolierter Behandlung der Bizepssehne keine Ruhigstellung erforderlich. Nach einer Tenodese kann der Arm für maximal 2 Wochen auf einem Abduktionskissen ruhiggestellt werden. Damit die Sehne im Bereich der neuen Verankerung gut verheilt, sollte der Bizeps 6 Wochen lang nicht gegen Widerstand belastet werden. Am besten wird die Heilung über ca. 10–12 Wochen durch eine Physiotherapie unterstützt. Etwa 3 Monate nach einer Tenodese kann man allmählich wieder mit einem Training in der zuvor ausgeübten Sportart beginnen.

Nach einer isolierten Tenotomie der langen Bizepssehne hingegen ist keine Ruhigstellung erforderlich und der Arm darf sofort belastet werden.

## Ergebnisse und Risiken

Beide Verfahren, die einfache Ablösung (Tenotomie) und die Ablösung plus anschließender Befestigung der langen Bizepssehne (Tenodese) führen meist zu einer vollständigen Wiederherstellung der Schulterfunktion. Ein Kraftdefizit im Vergleich zum gesunden Menschen liegt in beiden Fällen nicht vor, da der kurze Bizepsmuskel den Ausfall des langen Bizepsmuskels vollständig kompensiert.

Die Ablösung (Tenotomie) hat im Vergleich zur Befestigung jedoch zwei entscheidende Nachteile: Zum einen kann sich der Muskelbauch etwas verformen. Man spricht dann von einem Popeye-Muskel, benannt nach der Zeichentrickfigur (Abb. 47). Zum anderen klagt etwa ein Drittel der Patienten nach einer einfachen Ablösung bis zu ungefähr 6 Monate nach dem Eingriff über einen Muskelkrampf im Bereich des Bizepsmuskels. Trotz dieser Nachteile hat sich die Tenotomie insbesondere beim älteren Patienten aufgrund der schnelleren Heilungsphase bewährt.

47: Verformung des Bizepsmuskels nach Tenotomie (Popeye-Deformität)

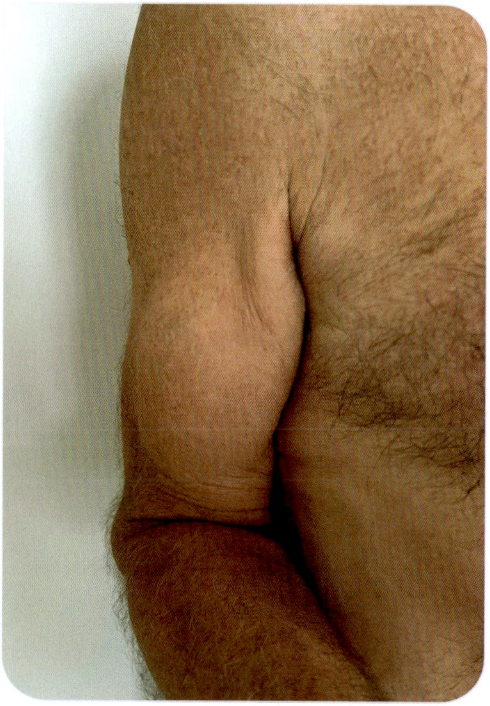

# Kalkablagerungen in der Schulter

Wenn plötzlich Kalk in der Sehne ist, kann das zu unangenehmen Beschwerden führen, von Schmerzen bis hin zur Versteifung des Schultergelenks.

Vor allem im mittleren Lebensalter können sich an den Sehnenansätzen in der Rotatorenmanschette Kalkknoten bilden, die je nach Größe und Lage erhebliche Beschwerden auslösen können.

## Symptome

Anfänglich spürt man meistens nur leichte Schmerzen in Belastungssituationen, bei Überkopftätigkeit und bei Drehbewegungen, aber später können auch zunehmend in Ruheposition und nachts Schmerzen auftreten. In der akuten Phase kommt es gelegentlich zu heftigen Schmerzattacken – diese sind häufig Zeichen einer spontanen Auflösung des Kalkdepots. In Einzelfällen kann das Schultergelenk vorübergehend einsteifen.

## Diagnostik

Liegt ein Verdacht auf Verkalkungen im Schulterbereich vor, lässt man ein Röntgenbild anfertigen, auf dem man sie eindeutig erkennen kann (Abb. 48). Anhand der Röntgenaufnahmen lässt sich auch abschätzen, ob ein Kalkherd »ruhend« oder in Auflösung begriffen ist.

## Behandlung

Diese Erkrankung zeigt in der Regel einen gutartigen Verlauf. Dabei können die Beschwerden oft schon durch Maßnahmen gelindert werden, die die Durchblutung an den betroffenen Stellen fördern, etwa durch Krankengymnastik, Druckpunktmassagen und Elektrotherapie. Zusätzlich können Spritzen mit entzündungshemmenden Substanzen an den Kalkherd die Auflösung der Verkalkung beschleunigen. Bei chronischen Verläufen sind gute Erfahrungen mit der extrakorporalen Stoßwellentherapie (ESWT) gemacht worden. Dabei werden mit einem kleinen Handgerät Ultraschallwellen auf die betroffenen Stellen übertragen, die den Schmerz lindern und beseitigen sollen.

Erst wenn die Beschwerden trotz dieser Maßnahmen über Monate bestehen bleiben oder zunehmen, ist eine operative Kalkentfernung in Erwägung zu ziehen. Aber auch ohne Behandlung bilden sich viele der Kalkknoten spontan zurück.

## Operation

Bei einer Gelenkspiegelung (Arthroskopie) wird der Kalkknoten aufgesucht und über einen kleinen zusätzlichen Hautschnitt arthroskopisch aus dem Gewebe entfernt (Abb. 49). In Einzelfällen erweitert man bei diesem Eingriff gleichzeitig den Gleitraum, indem man die Knochenspitze des Schulterdaches abträgt (mehr zu dieser Technik lesen Sie im Kapitel Impingement-Syndrom, S. 38). Diese Operation kann bei gesunden Menschen ambulant durchgeführt werden, liegen jedoch Begleiterkrankungen vor, dann sollte man einen stationären Aufenthalt von 1–3 Tagen einplanen.

48: Darstellung mehrerer großer Kalkdepots im Bereich der Supraspinatussehne

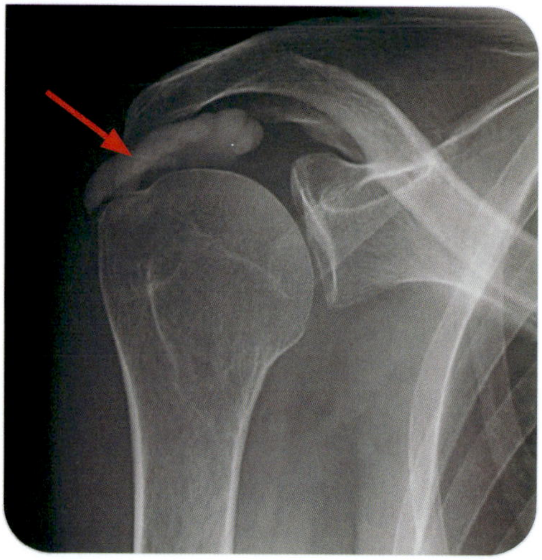

## Nachbehandlung

Im Anschluss an die Operation sollte der Arm auf einem Abduktionskissen gelagert werden. Eine konsequente Ruhigstellung der Schulter ist nicht erforderlich. Bereits einen Tag nach der Operation sollte man mit Physiotherapie beginnen und diese 4–6 Wochen fortsetzen. Nach etwa 14 Tagen ist man wieder arbeitsfähig und nach ungefähr 6 Wochen kann man wieder Sport treiben.

## Ergebnisse und Risiken

Wenn es gelingt, den Kalkknoten zu entfernen, sind 90% der Patienten und Patientinnen mit der Operation sehr zufrieden. Nur in seltenen Fällen dauert die Rehabilitation länger und geht mit hartnäckigen Bewegungsstörungen der Schulter einher. In ca. 10% der Fälle entwickelt sich eine Frozen Shoulder nach konservativer Therapie einer Kalkschulter (S. 57).

49: Arthroskopische Entfernung eines Kalkherdes

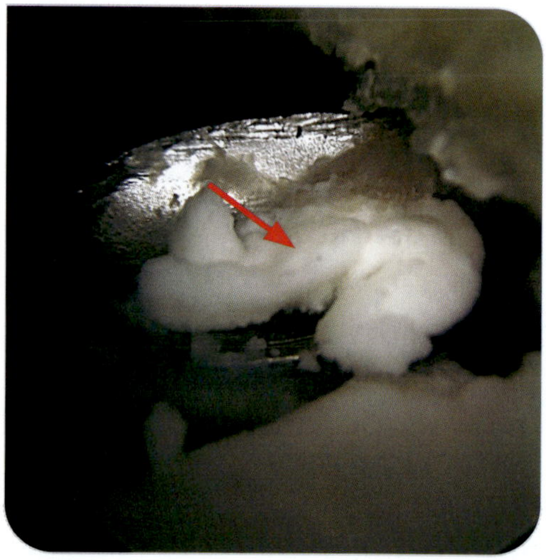

# Bewegungsstörungen in der Schulter

Einseitige Belastungen, aber auch innere Erkrankungen können zu schmerzhaften Bewegungsstörungen bis hin zur Versteifung der Schulter führen.

Die Ursache für Bewegungsstörungen kann in einer Verschiebung des Schulterblatts, einer sogenannten Skapuladyskinesie, liegen, die oft durch einseitige Belastungen hervorgerufen wird. Ein weiteres Krankheitsbild ist die sogenannte »Frozen Shoulder«, bei der Betroffene unter einer Versteifung des Schultergelenks leiden, ohne dass sie bestimmte Ursachen, etwa eine Überstrapazierung oder längere Ruhigstellung, dafür ausmachen können.

## Skapuladyskinesie

Das Schulterblatt spielt eine entscheidende Rolle bei der Koordinierung und Aufrechterhaltung der komplexen Bewegungsabläufe im Schultergelenk. In engem Zusammenspiel mit der Rotatorenmanschette kontrolliert es die Energie- und Kraftübertragung für die Bewegungen der Schulter. Verschiebt sich das Schulterblatt bei einer Armbewegung in ungewöhnlichem Maß, so spricht man von einer Skapuladyskinesie. Die Ursachen dafür sind vielfältig. Oft liegt ihr eine (relative) Schwäche der schulterblattstabilisierenden Muskulatur zugrunde. Diese tritt häufig nach einer längeren Schonung auf, etwa nach einer Verletzung und/oder Ruhigstellung der Schulter. Auch einseitige Belastungen im Beruf (z. B. Bürotätigkeit) oder im Sport (z. B. bei Überkopfsportarten wie Tennis) können diese (relative) Schwäche bewirken.

### Symptome

Patienten und Patientinnen mit einer Skapuladyskinesie erhalten häufig die Diagnose Impingement-Syndrom (S. 38). Tatsächlich können die Beschwerden eines Impingement-Syndroms als Folge einer Skapuladyskinesie auftreten. Durch die veränderte Stellung des Schulterblatts kommt es zu einer relativen Enge zwischen Schulterdach und Oberarmkopf mit den dann typischen Beschwerden: Schmerzen beim seitlichen Anheben des Armes ab ca. 60°. Patienten mit einer Skapuladyskinesie haben aber zudem meist Ruheschmerzen am inneren Schulter-

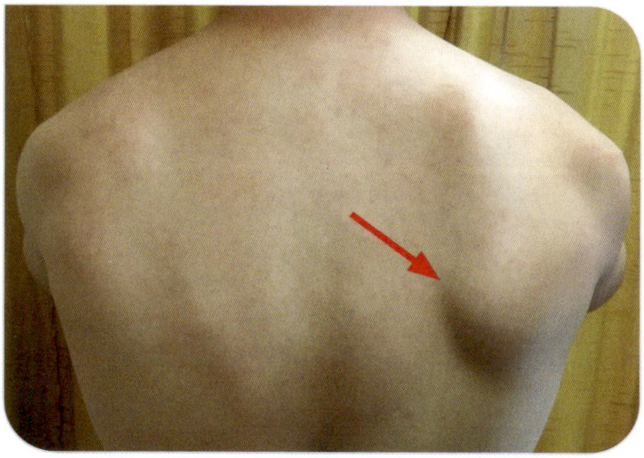

50: Klinisches Bild einer Scapula alata rechts als Hinweis auf eine Skapuladyskinesie. Quelle: Scheibel M, Brunner U. Expertise Schulter. 1. Aufl. Stuttgart: Thieme; 2021.

blattrand sowie eine veränderte Stellung des Schulterblatts sowohl in Ruheposition als auch bei Bewegung. In extremen Fällen kann dadurch der Bewegungsablauf des Schultergelenks massiv gestört sein.

## Diagnostik

Die Anamnese und eine gezielte klinische Untersuchung geben meist schon eindeutige Hinweise, ob eine Skapuladyskinesie vorliegt. Bei jeder klinischen Untersuchung sollten die Schulterblätter auf einen korrekten Bewegungsablauf hin geprüft werden. Eine abnorme Beweglichkeit des Schulterblatts beim Vor- und Rückwärtsführen des Armes bestätigt die Diagnose der Dyskinesie (Abb. 50). Ergänzend sollte eine Ultraschall- und gegebenenfalls MRT-Aufnahme veranlasst werden, um andere Ursachen für die Beschwerden auszuschließen.

## Behandlung

Die Skapuladyskinesie kann in den meisten Fällen erfolgreich konservativ behandelt werden, allerdings sollten sportliche Aktivitäten eine Zeit lang eingeschränkt und stattdessen mit physiotherapeutischem Training gezielt Muskeln im Bereich des Schulterblatts und des Schultergelenks aufgebaut werden. Die Physiotherapie sollte mindestens 3 Monate dauern, wobei wichtig ist, die gezeigten Übungen täglich eigenständig umzusetzen. Am besten führt man sie dauerhaft durch, auch wenn man wieder beschwerdefrei ist, um einen Rückfall zu vermeiden. Ziel der Übungen ist die Sensibilisierung für die Position des Schulterblatts (statisch) und für den Bewegungsablauf (dynamisch), sodass der M. serratus anterior und der M. trapezius besser koordiniert werden. Denn es hat sich gezeigt, dass diese Koordination wichtiger ist als die eigentliche Aktivität dieser Muskeln. Ferner können auch damit einhergehende Probleme wie ein Engpass-Syndrom (S. 38) oder eine Instabilität des Schultergelenks mittherapiert werden. Um Schmerzen zu lindern, empfiehlt sich zusätzlich die Einnahme entzündungshemmender, kortisonfreier Schmerzmittel. Auch eine Elektrotherapie und weitere physikalische Maßnahmen wie das Auflegen von Kühlpads auf die betroffenen Stellen können die Symptome lindern.

## Operation

Eine Operation wird lediglich in seltenen Ausnahmen empfohlen, etwa wenn eine Nervenschädigung z. B. des Nervus thoracicus longus vorliegt. Dieser Nerv innverviert den wichtigsten Stabilisator, den M. serratus anterior. In diesem Fall kann man das Schulterblatt stabilisieren, indem man die Pectoralis-major-Sehne versetzt.

## Ergebnisse

Das Schwierigste bei dieser Erkrankung ist die korrekte Diagnosestellung. Bei unklaren Beschwerden im Bereich der Schulter und insbesondere bei Schmerzen im Bereich des Schulterblatts sollte unbedingt geklärt werden, ob eine Skapuladyskinesie vorliegt. Ist die Diagnose erst einmal korrekt gestellt und sind relevante Begleiterkrankungen ausgeschlossen worden, kann mit einem gezielten Rehabilitationsplan meist innerhalb von 3 Monaten eine deutliche Beschwerdebesserung erzielt werden.

## Frozen Shoulder

Das Schultergelenk ist in der Tiefe von einer Gelenkkapsel umgeben, die zur Bewegung und zur Stabilisierung des Gelenks beiträgt. Wie beweglich eine Schulter ist, hängt von der umgebenden Muskulatur ab sowie davon, wie weit die Gelenkkapsel ist, die in der Achselhöhle eine geräumige Reservetasche bildet (Abb. 51). Wird das Schultergelenk wegen einer Verletzung ruhiggestellt, kann es zu einer Verkürzung der Gelenkkapsel und infolgedessen zu einer Einschränkung der Beweglichkeit kommen. In diesem Fall spricht man von einer sekundären Schultersteifheit.

Sie ist zu unterscheiden von einer Versteifung, die auf innere Erkrankungen oder hormonelle Störungen zurückzuführen ist. Denn auch wenn dadurch eine Entzündung der Gelenkinnenhaut ausgelöst wird, kann die Kapsel verkleben, sodass das Gelenk nicht mehr beweglich ist. Diesen Zustand bezeichnet man dann als adhäsive Kapsulitis oder Frozen Shoulder (Abb. 52).

51: Normale Gelenkkapsel

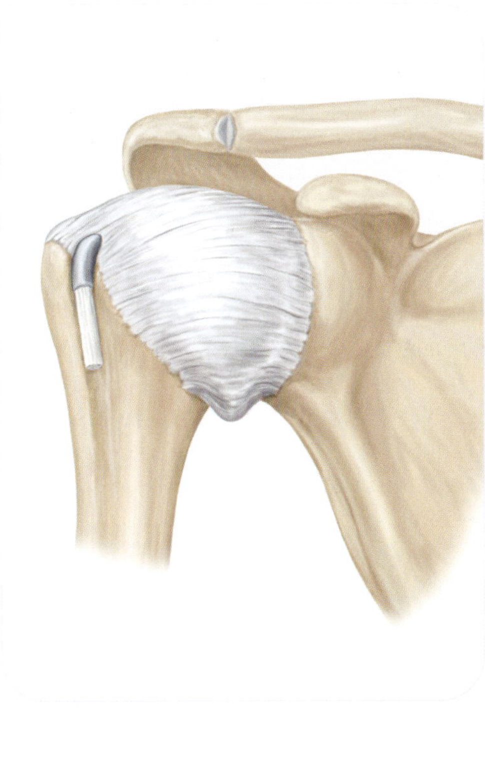

52: Entzündete Gelenkkapsel bei einer adhäsiven Kapsulitis

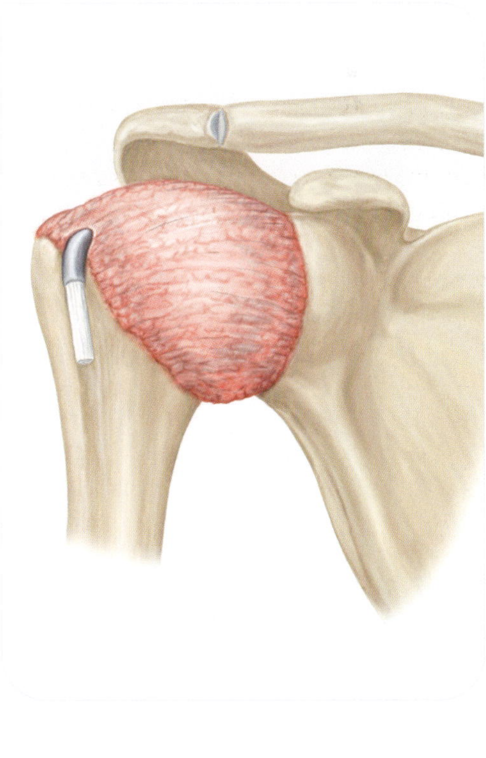

## Symptome

Oft liegt einer Frozen Shoulder kein bestimmtes Ereignis zugrunde. Manchmal treten nach einer stärkeren Belastung oder leichten Gewalteinwirkung Schmerzen auf, die nach einigen Wochen von einer spürbaren Bewegungseinschränkung im Schultergelenk begleitet werden. In dieser »Einfrierphase« können kleinste ungeplante Bewegungen zu starken Schmerzen führen. Nach mehreren Wochen oder Monaten bilden sich die Schmerzen zurück, aber das Schultergelenk bleibt weiterhin versteift und kann nur zusammen mit dem Schulterblatt bewegt werden (Abb. 54).

53: Ausgangsstellung

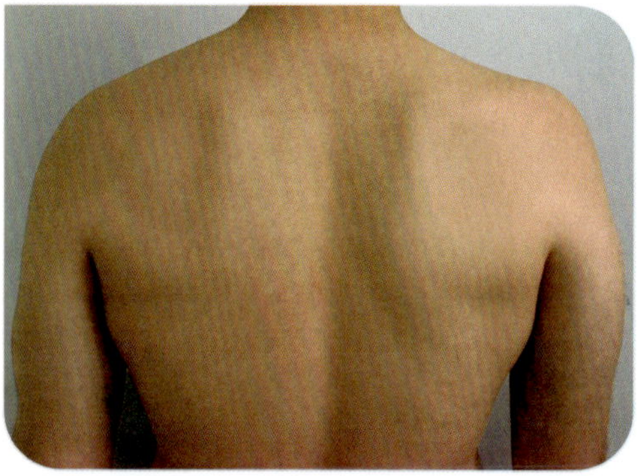

Die Erkrankung ist selbstlimitierend und die Prognose damit günstig. Die Symptome bilden sich in drei Phasen nach einer Dauer von 6 Monaten bis zu 2 Jahren meistens vollständig zurück (Abb. 55).

## Diagnostik

Die für die Frozen Shoulder typische Bewegungseinschränkung lässt sich durch eine orthopädische Untersuchung zweifelsfrei feststellen. Mithilfe von Röntgenaufnahmen kann man ferner ursächliche Erkrankungen, z. B. eine Arthrose oder eine Verkalkung, ausschließen. Daneben kann ein MRT Hinweise auf eine strukturelle Schädigung im Gelenk geben, die zu der Versteifung geführt hat (dann spricht man von einer reaktiven Schultersteife).

## Behandlung

Anfangs können schmerz- und entzündungshemmende Medikamente die Beschwerden lindern, damit lässt sich dann auch Krankengymnastik besser durchfüh-

54: Die Seitwärtshebung gelingt fast ausschließlich durch Drehung des Schulterblatts bei ausgeprägter Steife im Schultergelenk.

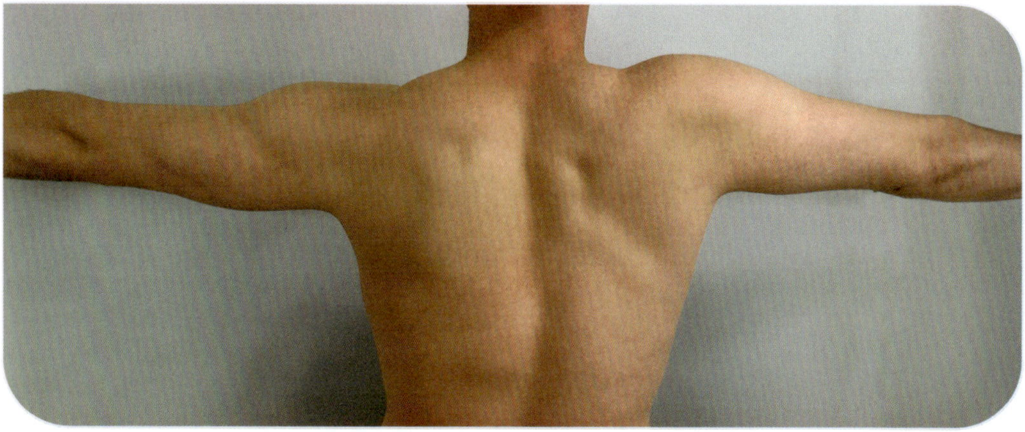

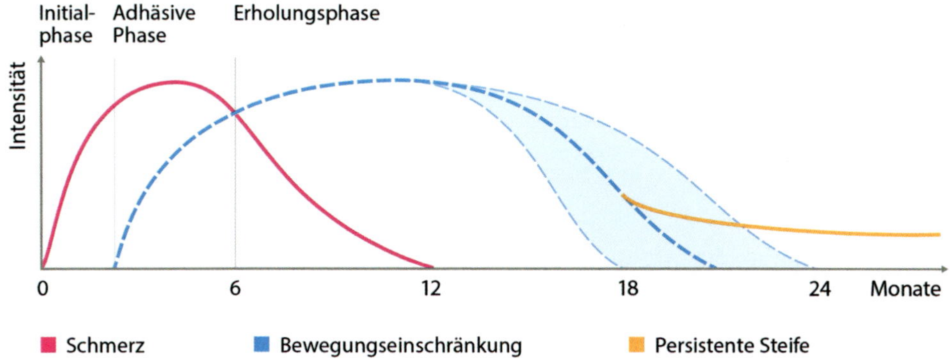


55: Klassischer Verlauf der adhäsiven Kapsulitis

ren. Wichtig ist, dass man von Anfang an selbstständig Bewegungs-, Dehnungs- und Muskelaufbauübungen schmerzfrei ausüben kann. Sind die Schmerzen sehr stark, helfen kortisonhaltige Mittel, die man in einem bestimmten Schema über 25 Tage einnimmt. Wenn nach Abklingen der Entzündung das Schultergelenk weiterhin steif bleibt, was jedoch bei weniger als 10 % der Betroffenen vorkommt, besteht die Möglichkeit einer arthroskopischen Operation.

## Operation

Früher wurden eingesteifte Schultern gelegentlich durch ein »Durchbewegen in Narkose« wieder beweglich gemacht, aber heutzutage verzichtet man darauf, weil dabei auch Schäden am Gelenk hervorgerufen werden können. Sollte die dritte Phase der adhäsiven Kapsulitis (also nach Abklingen der Entzündung) unerträglich lange andauern, führt man eine Spiegelung (Arthroskopie) durch und entfernt dabei die entzündlichen Anteile der Gelenkkapsel. Anschließend werden Verklebungen gelöst und die Gelenkkapsel so weit durchtrennt, bis das Schultergelenk ohne Gewaltanwendung wieder frei beweglich ist (Abb. 56).

## Nachbehandlung

Nach einer Operation sollte ein Krankenhausaufenthalt von 2–3 Tagen eingeplant werden. Schon in der Klinik wird unmittelbar nach der Operation mit physiotherapeutischen Übungen begonnen und die Schulter auf einer motorisierten Bewegungsschiene 3 × täglich 30 Minuten durchbewegt. Ein Schmerzkatheter kann in der direkten postoperativen Phase sinnvoll sein, um eine schmerzfreie Mobilisation der Schulter zu ermöglichen. Im Anschluss ist über einen Zeitraum von etwa 3 Monaten Krankengymnastik sinnvoll, um den Heilungsverlauf zu unterstützen. Je nach beruflicher Belastung wird man bei normalem Verlauf über 3–6 Wochen arbeitsunfähig geschrieben.

## Ergebnisse und Risiken

Durch die Operation verbessert sich bei über 90 % der Patienten die Beweglichkeit in der Schulter spürbar. Das Risiko einer Wiedereinsteifung besteht vor allem bei Diabetikern und beträgt insgesamt etwa 10 % der

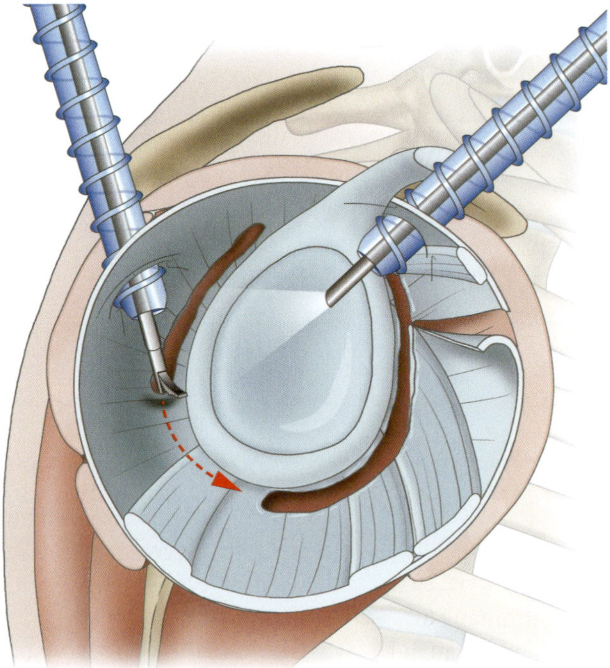

Frank J, Meier R. Kurzgefasste Schulterchirurgie. Stuttgart: Thieme; 2019

Fälle. Vereinzelt bleibt eine geringe, meist wenig störende Bewegungseinschränkung zurück. Komplikationen durch die Operation (lokale Entzündung, Gelenkinfektion oder eine Schädigung von Nerven- oder Blutgefäßen) sind selten – die Komplikationsrate liegt insgesamt bei etwa 5%.

▲ 56: Schematische Darstellung der arthroskopischen Durchtrennung der Gelenkkapsel

# Arthrose im Schultergelenk

Bei einer Arthrose verschleißt der Gelenkknorpel, sodass die Knochen aneinanderreiben. Meist hilft nur der Einsatz einer Prothese.

Infolge von altersbedingten Verschleißprozessen, nach einer Durchblutungsstörung des Oberarmkopfes oder nach Brüchen am Schultergelenk sowie nach wiederholten Verrenkungen kann es zu einem Verlust des Gelenkknorpels mit Entwicklung einer Arthrose des Schultergelenks kommen. Dabei verformt sich der Oberarmkopf. An der Gelenkpfanne und am Oberarmkopf entstehen Knochenwucherungen (Osteophyten), die die Beweglichkeit zunehmend einschränken (Abb. 57). Eine häufige Ursache von Arthrose am Schultergelenk bereits in jungen Jahren stellt eine extreme Belastung bei sportlichen Aktivitäten dar. Intensives Krafttraining mit rascher Steigerung der Intensität und der Gewichte kann bei Übungen mit einem ungünstigen Hebel (z. B. Bankdrücken) zu einer übermäßigen Belastung des Gelenkknorpels und damit zur frühzeitigen Entwicklung einer Arthrose führen. Neben übermäßiger Belastung und Verletzungen spielen genetische Faktoren eine wesentliche Rolle bei der Entstehung einer Arthrose.

## Symptome

Zu Beginn der Erkrankung treten zunächst Schmerzen in Belastungssituationen auf, später dann auch bei einer normalen Bewegung. Bereits in einem frühen Stadium kommen nächtliche Schmerzen und Ruhebeschwerden hinzu. Wenn sich im weiteren Verlauf die Muskulatur zurückbildet, kann schließlich der Arm fast gar nicht mehr eingesetzt werden.

## Diagnostik

Durch eine klinische Untersuchung lassen sich Hinweise auf eine Schultergelenksarthrose und deren Ausmaß ermitteln, sicher nachweisen lässt sie sich mithilfe eines Röntgenbilds (Abb. 58). Um eine Operation zu planen, muss zusätzlich noch eine Computer- (CT) und Kernspintomographie (MRT) erstellt werden.

57

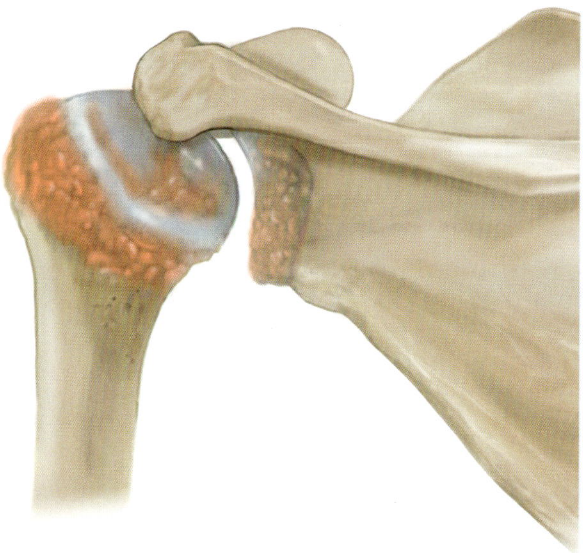

58

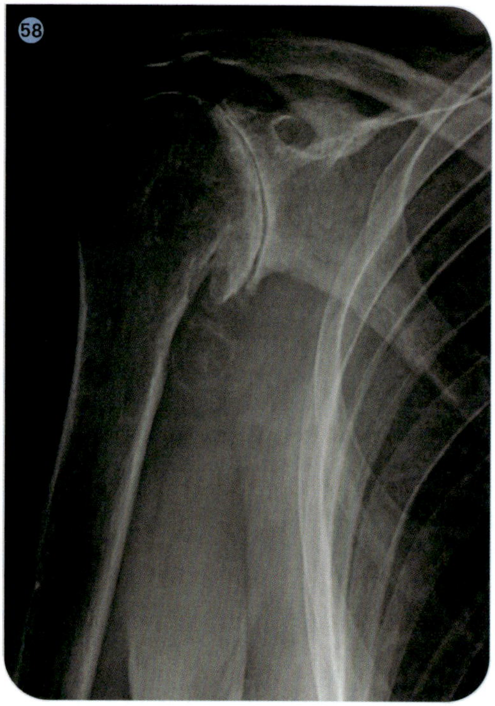

59

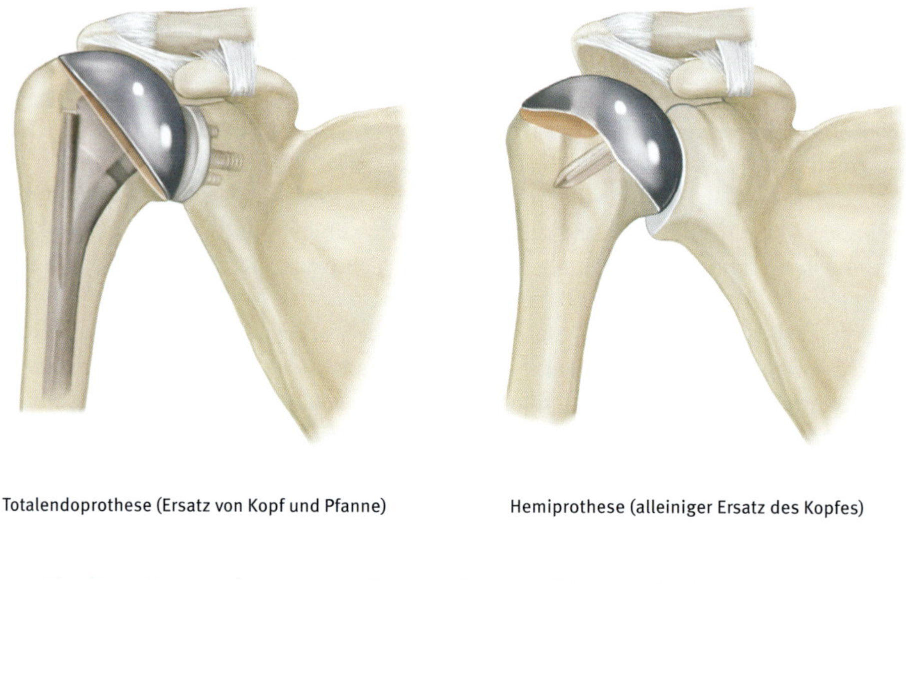

Totalendoprothese (Ersatz von Kopf und Pfanne)

Hemiprothese (alleiniger Ersatz des Kopfes)

## Behandlung

In der Frühphase der Erkrankung helfen Bewegungs-, Dehnungs- und Muskelaufbauübungen, das Fortschreiten der Symptome aufzuhalten. Zunehmende Schmerzen können außerdem durch Spritzen in das Schultergelenk (z.B. mit Hyaluronsäure) gelindert werden. Wenn der Knorpel aber vollständig aufgebraucht und das Gelenk stark verformt ist, hilft nur ein Ersatz (Schulterprothese), damit man den Arm wieder schmerzfrei einsetzen kann.

## Operation

Bei einer stark fortgeschrittenen Arthrose mit intakter Rotatorenmanschette lässt sich durch einen künstlichen Gelenkersatz, einer Prothese, die Schmerzsymptomatik deutlich verbessern und die Beweglichkeit der Schulter wieder herstellen. In aller Regel sind bei einer Arthrose beide Gelenkflächen betroffen – der Oberarmkopf und die Gelenkpfanne. In diesem Fall werden beide Gelenkflächen durch eine anatomische Prothese ersetzt, wir sprechen dann von einer Totalendoprothese (Abb. 59 links). Ist nur der Gelenkknorpel am Oberarmkopf geschädigt, z.B. nach einer Verletzung oder bei einer Durchblutungsstörung des Kopfes (einer sogenannten Humeruskopfnekrose), kann auch ein Teilgelenkersatz mit einer sogenannten Hemiprothese infrage kommen (Abb. 59 rechts).

« 57: Schematische Darstellung einer fortgeschrittenen Arthrose des Schultergelenks
58: Röntgenbild mit den typischen Zeichen einer Arthrose des Schultergelenks: Der Gelenkspalt ist nicht mehr sichtbar, Ausbildung von großen Knochenwucherungen (sog. Osteophyten) am Oberarmkopf und an der Gelenkpfanne.
59: Schematische Darstellung einer anatomischen Schulterprothese

## Nachbehandlung

Nach der Operation muss der betroffene Arm 2–3 Wochen auf einem Abduktionskissen gelagert und täglich durch Physiotherapie mobilisiert werden. Auf Wunsch und nach Bewilligung durch die Krankenkasse kann 4 Wochen nach dem Eingriff eine Anschlussheilbehandlung in einer Rehabilitationsklinik angeschlossen werden. Etwa 6 Wochen nach der Operation kann man den Arm im täglichen Leben wieder annähernd normal einsetzen. Eine krankengymnastische Übungsbehandlung zum Muskelaufbau ist meist für 6 Monate sinnvoll.

## Ergebnisse und Risiken

Meist ist nach einer Operation der Arm bei Bewegungen bis zur Schulterhöhe ohne Schmerzen einsatzfähig. Mit einem intensiven Muskelaufbautraining kann man ihn aber durchaus auch wieder höher anheben. Komplikationen bei Operationen sind selten, in etwa 5 % der Fälle werden Nachblutungen, Knochenverletzungen oder Schädigungen von Blutgefäßen oder Nerven beobachtet, die sich in der Regel jedoch zurückbilden. Bei unvorsichtiger Rehabilitation in der Frühphase kann es zu einer Verrenkung der Schulter oder zu einem Abriss der Muskulatur kommen. Im Verlauf sind Prothesenlockerungen und auch Spätinfekte (ca. 5 %) möglich. Aber noch 12–15 Jahre nach der Operation sind über 80 % der Schulterprothesen stabil und funktionsfähig.

# Akute Verletzung der Gelenklippe und deren Folgen

Nach einer Luxation kann die Gelenklippe reißen. Bewegungseinschränkungen und Schmerzen, aber insbesondere die Gefahr eines chronisch instabilen Schultergelenks sind die Folgen.

Das Schultergelenk ist das beweglichste Gelenk des menschlichen Körpers. Demzufolge besteht im Vergleich zu anderen Gelenken ein erhöhtes Risiko, dass es verrenkt oder auskugelt (dabei spricht man von Luxation). Bei einer Luxation kommt es meist zu einer Verletzung der Gelenklippe (Labrum), die das Gelenk dämpft und stabilisiert (Labrumläsion oder Bankart-Läsion, Abb. 60). Heilt diese Verletzung nicht richtig aus, kann dies zu einem chronisch instabilen Schultergelenk führen.

## Labrum-Riss

Infolge einer Verrenkung des Schultergelenkes wird die Gelenklippe in den meisten Fällen von der Pfanne abgeschert (sogenannte Bankart-Läsion, Abb. 62 links). In manchen Fällen kann es auch vorkommen, dass dabei ein Stück von der Gelenkpfanne abreißt (Bankart-Fraktur). Die Schulter verbleibt nach einer Luxation häufig instabil.

### Symptome

Die Instabilität infolge eines Labrum-Risses macht sich dadurch bemerkbar, dass das Gelenk bei leichten Stürzen, sportlichen Überkopfaktivitäten oder bereits bei einfachen Drehbewegungen (z. B. beim Schwimmen oder bei einem leichten Anpralltrauma/Gegnerkontakt) auskugelt. Gelegentlich kugelt es auch nicht vollständig aus, sondern die Knochen verschieben sich nur gegeneinander. In diesem Fall spricht man von einer Subluxation, die in der Regel sehr schmerzhaft ist.

» 60: Schematische Darstellung einer Ablösung der Gelenklippe (Bankart-Läsion).
61: MRT mit Darstellung einer typischen vorderen Bankart-Läsion
62: Befestigung der abgerissenen Gelenklippe mit Fadenankern.

60

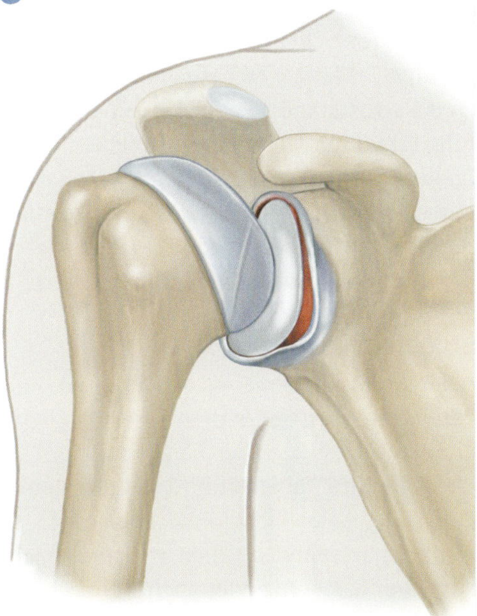

61

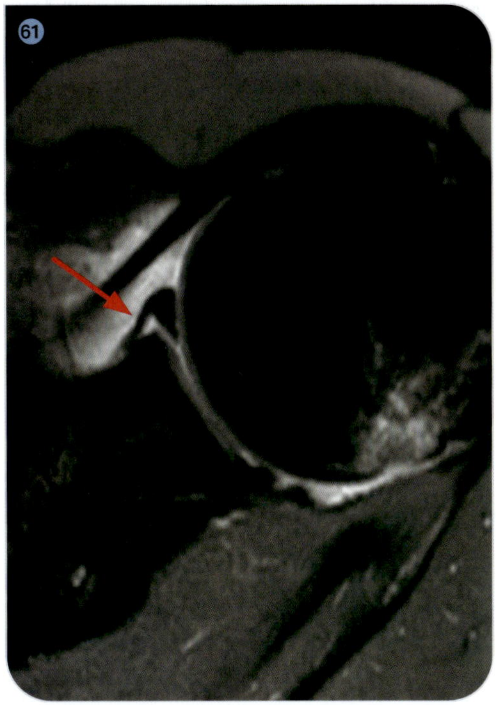

62

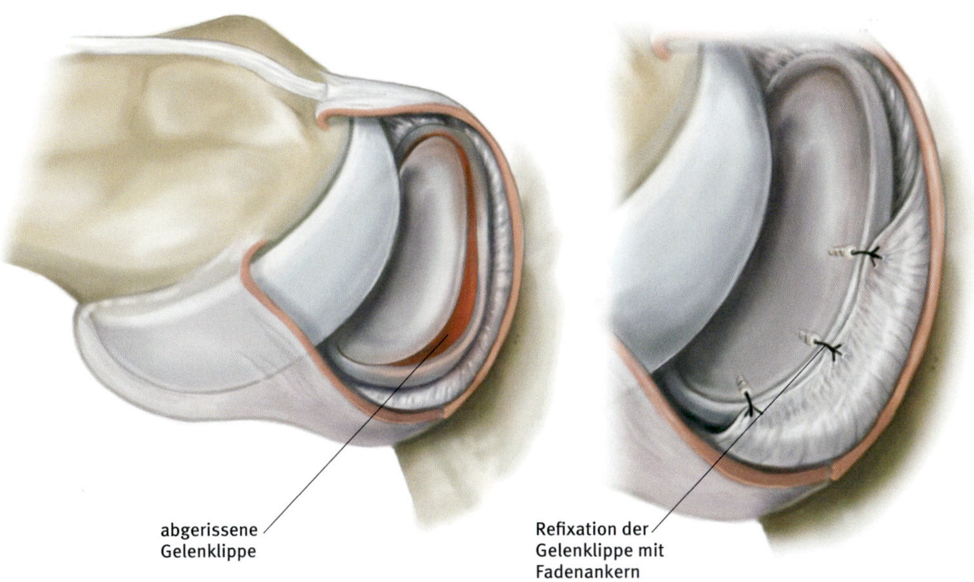
abgerissene
Gelenklippe
Refixation der
Gelenklippe mit
Fadenankern

### Diagnostik

Um eine Schulterinstabilität, deren Ausmaß und die Richtung zu diagnostizieren, wird die betreffende Schulter zunächst orthopädisch untersucht. Anschließend erstellt man zumeist ein Röntgenbild, um abzuklären, ob knöcherne Verletzungen an Oberarmkopf und Gelenkpfanne vorhanden sind. Anhand einer MRT-Untersuchung lässt sich ferner beurteilen, ob die Gelenklippe beschädigt bzw. von der Pfanne abgelöst ist (Abb. 61). Dabei sieht man auch, ob am Hinterrand des Oberarmkopfes eine Einkerbung als Folge der Verrenkung entstanden ist. Diese Einkerbung nennt man auch Hill-Sachs-Delle, auf dem MRT-Bild ist sie als Knochenödem zu sehen.

### Behandlung

Bei wiederholten Verrenkungen ist die Stabilisierung durch eine Operation zu empfehlen, bei jungen Sportlern unter Umständen schon nach der ersten Verletzung. Nur so kann verhindert werden, dass das Gelenk immer wieder auskugelt und weitere Folgeschäden eintreten. Bei der anlagebedingten Instabilität ohne eine Verletzungsursache ist ein gezieltes Muskelaufbautraining mit Kraftgeräten zu empfehlen; eine Operation ist hier meistens nicht notwendig.

### Operation

Bei einer Gelenkspiegelung (Arthroskopie) wird das Ausmaß der Schädigung festgestellt und die abgerissene Gelenklippe am Rande der Gelenkpfanne mit mehreren kleinen »Dübeln«, sogenannten Fadenankern, befestigt (Abb. 62 rechts).

### Nachbehandlung

Nach der Operation muss die Schulter für drei Wochen auf einem Abduktionskissen ruhiggestellt werden. Daneben beginnt man gleich nach der Operation mit physiotherapeutischen Übungen nach einem festgelegten Schema und setzt diese noch für etwa 3 Monate fort. Auch darüber hinaus ist ein selbstständiges Muskelaufbautraining für weitere 3 Monate empfehlenswert. Zu beachten ist, dass insgesamt 3 Monate eine sportliche Belastung der Schulter, die Ausübung von Kontakt- und Wurfsportarten sogar bis zu 6 Monaten nicht möglich ist.

### Ergebnisse und Risiken

Bei über 90 % der operierten Patienten und Patientinnen erzielt man mit diesem Eingriff ein exzellentes Ergebnis. Gelegentlich ist die Außendrehfähigkeit im Schultergelenk danach leicht und fast unmerklich eingeschränkt. In seltenen Fällen, meistens nach zu früher Belastung oder nach weiteren Verletzungen, kann es trotz einer Operation zu einer erneuten Verrenkung der Schulter kommen. Das Risiko von Gelenkentzündungen oder Schädigungen von Blutgefäßen oder Nerven durch die Operation ist gering, solche Komplikationen treten in weniger als 5 % der Fälle auf.

## Das chronisch instabile Schultergelenk

Ist ein Schultergelenk nach einer akuten Verletzung instabil und kugelt immer wieder aus, spricht man von einer chronisch-rezidivierenden Instabilität. Die häufigste Ursache stellt eine konservativ behandelte Verletzung der Gelenklippe nach einer Verrenkung der Schulter dar. Insbesondere, wenn zusätzlich die knöcherne Gelenkpfanne von der Verletzung mitbetroffen und gebrochen ist, steigt das Risiko für eine chronische Instabilität stark an, sofern diese Verletzung nicht operativ versorgt wird (Abb. 63).

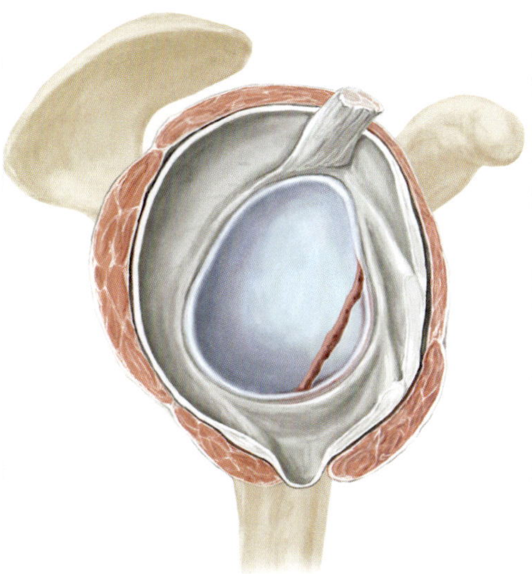

63: Bruch der Pfanne infolge einer Verrenkung der Schulter (Bankart-Fraktur)

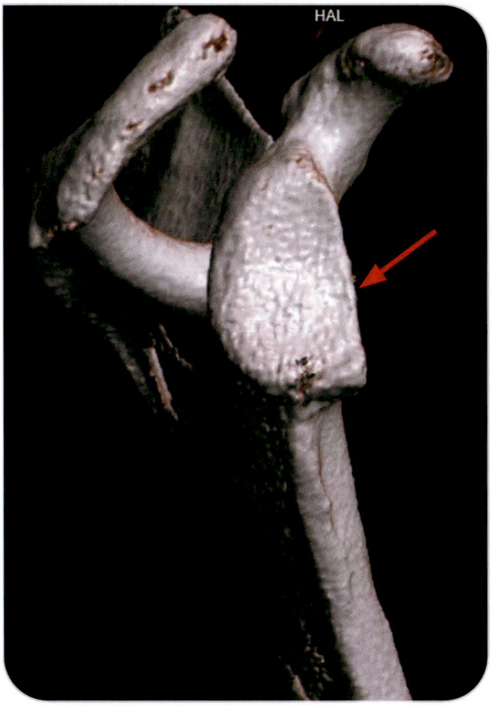


64: 3D-Rekonstruktion der Pfanne mit Darstellung eines knöchernen Defektes am vorderen Rand der Pfanne

## Symptome

Ein chronisch instabiles Schultergelenk kann auch bei spontanen Ereignissen und einfachen Alltagsbewegungen luxieren, z. B. beim Anziehen eines Pullovers. In solch einem Fall spricht man dann von einem Gelegenheitsereignis. Typischerweise haben die Betroffenen auch das subjektive Gefühl, dass ihre Schulter instabil ist.

## Diagnostik

Bei der klinischen Untersuchung erweist sich das betroffene Schultergelenk meist als frei beweglich. Versucht nun der oder die Untersuchende mit dem sogenannten Apprehension-Test, das Gelenk in Richtung der Instabilität zu bringen (durch Simulation einer Wurfbewegung), ist das für den Patienten bzw. die Patientin unangenehm oder gar schmerzhaft. Bei einer chronischen Instabilität des Schultergelenks sollte eine Bildgebung mittels MRT und CT erfolgen, um sowohl die Weichteile als auch die knöcherne Situation beurteilen zu können (Abb. 64).

## Behandlung

Liegt bereits eine chronische Instabilität mit wiederholten Luxationen vor, sollte die Schulter durch einen operativen Eingriff stabilisiert werden. Insbesondere knöcherne Verletzungen können allein durch Muskelaufbautraining nicht kompensiert werden.

## Operation

Grundsätzlich stehen zwei unterschiedliche Operationsverfahren zur Verfügung: eine weichteilige oder eine knöcherne Stabilisierung des Schultergelenkes. Die Wahl des Operationsverfahrens hängt vom Ausmaß der Schädigung der Gelenkpfanne ab. Liegt ein rein weichteiliges Schädigungsmuster mit Verletzung der Gelenklippe vor, so ist auch bei einer chronischen Instabilität eine minimal-invasive Stabilisierung möglich (mehr dazu erfahren Sie im Kapitel Labrum-Riss, S. 64). Neben der Rekonstruktion der Gelenklippe wird die Gelenkkapsel mit Ankernähten gerafft, um so das Gelenk zusätzlich zu stabilisieren.

Liegt ein relevanter knöcherner Defekt der Gelenkpfanne vor (von etwa 15 % der Gelenkfläche), reicht es meist nicht aus, nur die Gelenklippe zu rekonstruieren. In solchen Fällen empfiehlt sich eine Stabilisierung mittels der sogenannten Latarjet-Transfer-Operation. Hierbei werden etwa 2 cm des Rabenschnabelfortsatzes (Processus coronoideus) abgetrennt und am vorderen Pfannenrand mit zwei Schrauben befestigt (Abb. 65). Dadurch wird der knöcherne Defekt der Pfanne behoben. Gleichzeitig bewirkt die kurze Bizepssehne durch eine Art Schlingeneffekt eine Verminderung der Außendrehung in der Schulter, was einen zusätzlichen stabilisierenden Effekt hat.

## Nachbehandlung

Nach der Operation muss die Schulter für 3 Wochen auf einem Abduktionskissen ruhiggestellt werden. Daneben wird gleich nach der Operation mit physiotherapeutischen Übungen nach einem festgelegten Schema begonnen und noch für etwa 3 Monate fortgesetzt. Auch darüber hinaus ist ein selbstständiges Muskelaufbautraining für weitere 3 Monate empfehlenswert. Zu beachten ist, dass eine sportliche Belastung der Schulter insgesamt 3 Monate lang, die Ausübung von Kontakt- und Wurfsportarten sogar bis zu 6 Monate nicht möglich ist.

## Ergebnisse und Risiken

Bei korrekter Indikationsstellung erzielt man mit beiden Verfahren – weichteilige und knöcherne Stabilisierung – sehr gute Langzeitergebnisse mit einer Erfolgsrate von über 95 %. Das Hauptrisiko stellt die verbleibende Instabilität dar, was insbesondere nach der Latarjet-Operation sehr selten auftritt. Unbehandelt entwickelt jedes instabile Schultergelenk früher oder später eine sogenannte Instabilitätsarthrose, die dann meist erhebliche Beschwerden verursacht.

65: Schematische Darstellung der Latarjet-Operation: Der Rabenschnabelfortsatz wird an die Pfanne versetzt und dort befestigt.

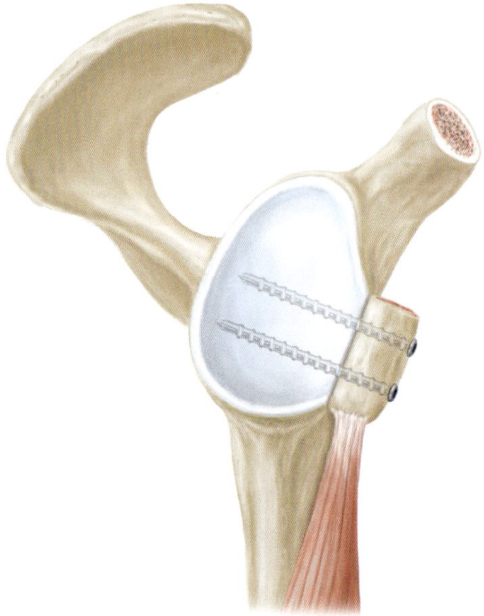

# Probleme mit dem Schultereckgelenk

Das Schultereckgelenk ist anfällig für Verletzungen und Arthrose, was zu langwierigen Beschwerden führen kann, deren Behandlung anspruchsvoll ist.

Das Schultereckgelenk (Akromioklavikulargelenk, kurz AC-Gelenk), das das Schlüsselbein (Clavicula) mit dem Schulterdach (Akromion) verbindet, stellt die wichtigste Gelenkverbindung zwischen dem Arm und dem Brustkorb dar und ist daher enormen Belastungen ausgesetzt. Es wird durch die Gelenkkapsel selbst und das sogenannte CC-Band (Ligamentum coracoclaviculare) fixiert.

## Akute Verletzungen des Schultereckgelenks

Verletzungen des Schultereckgelenkes gehören zu den häufigsten Verletzungen des Schultergürtels. Infolge eines Sturzes, etwa beim Rad- oder Skifahren, kann es zu einer Schädigung der stabilisierenden Band- und Kapselstrukturen des Schultereckgelenks kommen. Häufig entsteht diese Verletzung durch einen direkten Aufprall auf das Schulterdach (Akromion), dem äußeren oberen knöchernen Vorsprung des Schulterblattes.

### Symptome

Die akute Verletzung des Schultereckgelenks ist sehr schmerzhaft. Die Schmerzen bestehen meist direkt über dem Gelenk und strahlen in den betroffenen Arm aus. Je nach Schweregrad der Verletzung kann es dabei auch zu einer sichtbaren Fehlstellung des Schlüsselbeins kommen, was äußerlich gut sichtbar und für die Betroffenen sehr eindrücklich ist.

### Diagnostik

Besteht der Verdacht auf eine akute Verletzung des Schultereckgelenks (z. B. bei sichtbarem Hochstand des Schlüsselbeins), sollte ärztliche Hilfe in Anspruch genommen werden. Die Anamnese zum Unfallhergang und die klinischen Symptome geben bereits erste Hinweise. Die Diagnose kann meist mittels Röntgenaufnahmen zuverlässig gestellt werden. Dabei fertigt man eine sogenannte Belastungsaufnahme an, bei der dem oder der Betroffenen ein Gewicht in die Hand gegeben wird und man die Stellung beider AC-Gelenke miteinander vergleicht.

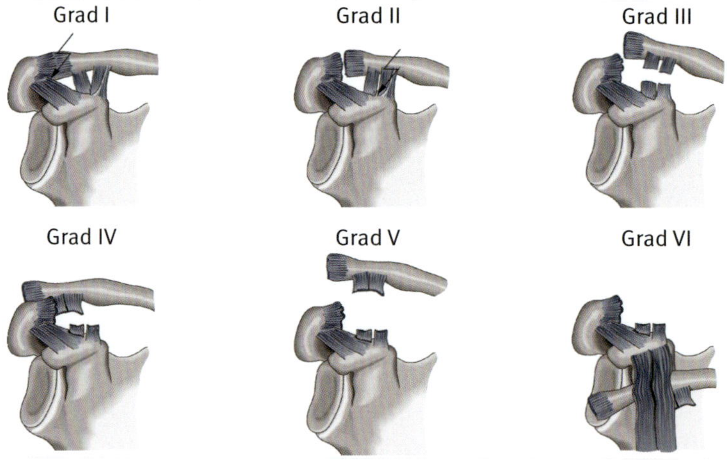


Wirth C, Mutschler W, Kohn D, Pohlemann T. Praxis der Orthopädie und Unfallchirurgie. 3., vollständig überarbeitete Auflage.Stuttgart: Thieme; 2013

66: Klassifikation der Schultereckgelenksprengung nach Rockwood in 6 Schweregrade

vergleicht. Zum Ausschluss von weiteren Verletzungen ist eine zusätzliche MRT-Untersuchung der Schulter sinnvoll.

Anhand des Röntgenbildes kann die Verletzung mittels der sogenannten Rockwood-Klassifikation in 6 verschiedene Schweregrade eingeteilt werden (Abb. 66): Liegt eine Verletzung der Gelenkkapsel vor, spricht man von einer Grad-I-Verletzung nach Rockwood. Bei einem Anriss der korakoklavikulären Bänder (CC-Bänder) ist im Röntgenbild eine leichte Fehlstellung im Schultereckgelenk sichtbar, es liegt ein Grad II vor. Bei den Graden III, IV, V und VI sind sowohl die Kapsel als auch die korakoklavikulären Bänder gerissen und es liegt eine meist schon äußerlich sichtbare Fehlstellung mit Instabilität im Gelenk vor. Sie kann sehr schmerzhaft sein und die Schulterfunktion beeinträchtigen.

## Behandlung

Niedriggradige Schultereckgelenksverletzungen (Grade I und II) können konservativ behandelt werden. Man sollte den Arm zunächst schonen, oft lassen dann bereits nach wenigen Tagen bis Wochen die Schmerzen nach, und Arm und Schulter werden wieder voll einsatzfähig. Sportliche Aktivitäten können üblicherweise nach 3–4 Wochen wieder aufgenommen werden. In einigen Fällen empfiehlt sich eine physiotherapeutische Behandlung, damit die Beweglichkeit im Schulterblatt verbessert wird.

Infolge von niedriggradigen Schultereckgelenksprengungen kann im weiteren Verlauf ca. ab 6 Monate nach dem Unfall eine symptomatische Arthrose des Schultereckgelenkes auftreten. Es ist daher wichtig, die Betroffenen darüber aufzuklären, dass nach solch einer Verletzung ein geringes Risiko (ca. 10 %) besteht, dass nach zwischenzeitlicher Beschwerdefreiheit wieder Schmerzen im Bereich des Schultereckgelenkes auftreten können. Ursächlich dafür ist meist eine Verletzung des sogenannten Discus acromioclavicularis, der als Puffer zwischen dem Schulterdach und dem Schlüsselbein dient und Inkongruenzen ausgleicht. Auch bei niedriggradigen Schultereckgelenksprengungen kommt es meist zu einer Verletzung

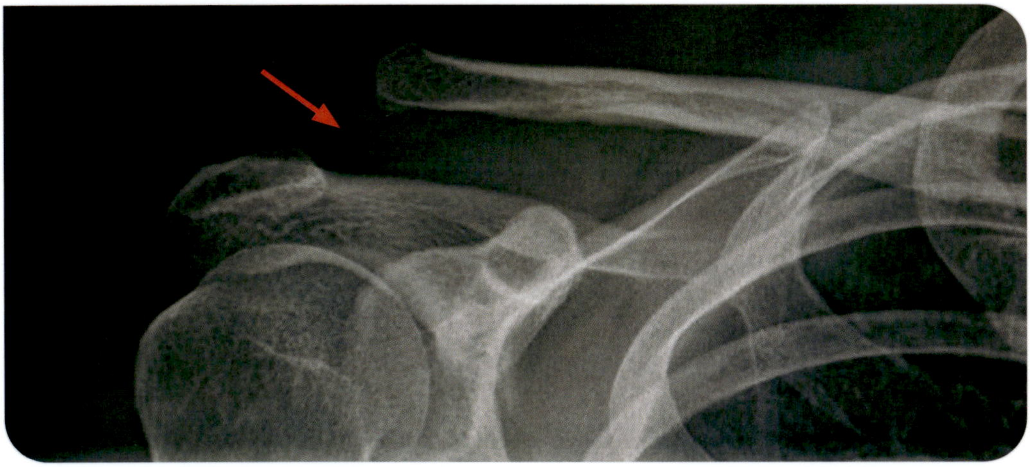

67: ACG-Sprengung Typ V

des Discus. Entwickelt sich eine symptomatische Arthrose des Schultereckgelenkes, kann diese durch eine arthroskopische Behandlung (eine sogenannte laterale Klavikularesektion, siehe Seite 76) meist erfolgreich behandelt werden.

Bei einer vollständigen Sprengung des AC-Gelenks (Grad III oder höher) liegt eine sichtbare Fehlstellung vor (Abb. 67). Dabei können sich die Knochen unter der Haut verschieben, was bei Bewegung ausgeprägte Beschwerden verursachen kann. In solchen Fällen ist oft eine differenzierte ärztliche Behandlung erforderlich. Die operative Stabilisierung des Schultereckgelenks stellt dabei die einzige Möglichkeit dar, die Anatomie wiederherzustellen. Grundsätzlich besteht auch bei höhergradigen Verletzungen die Möglichkeit einer konservativen Therapie, wobei die Patienten dann darüber aufgeklärt werden müssen, dass die sichtbare Fehlstellung des Schlüsselbeins bestehen bleibt. Aktuell wird die operative Therapie bei hö-

## Das Klaviertasten-Phänomen

Bei einer vollständigen Sprengung des Schultereckgelenks tritt das Schlüsselbein aus dem Schultergürtel nach oben hervor, begünstigt durch den Muskelzug des M. sternocleidomastoideus und M. trapezius am Schlüsselbein. Dabei kann das äußere Ende des Schlüsselbeins wie eine Klaviertaste nach unten gedrückt werden und federt beim Nachlassen des Drucks sofort wieder nach oben. Daher kommt die Bezeichnung Klaviertasten-Phänomen. Seine Intensität gibt indirekte Hinweise auf das Ausmaß der vorliegenden Bandverletzung. Bei genauerer Betrachtung wird jedoch klar, dass sich nicht das Schlüsselbein selbst bei einer vollständigen AC-Sprengung unter der Haut hervorhebt, sondern dass sich vielmehr das Schulterdach durch die Schwerkraft unter und vor das Schlüsselbein bewegt.

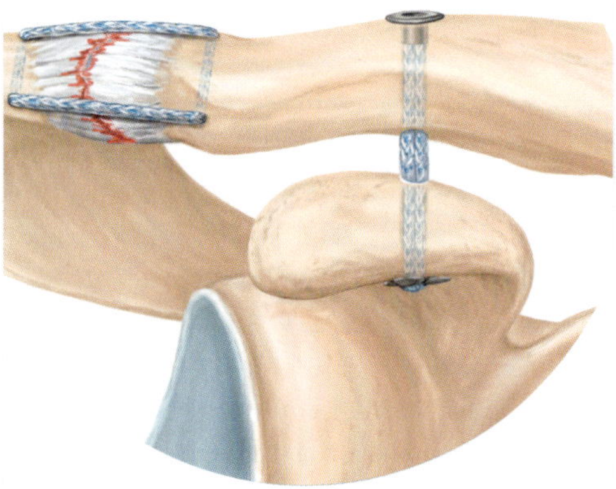

68: Schematische Darstellung: der Stabilisierung einer akuten Schultereckgelenksverletzung mit dem sog. Low-Profile-System

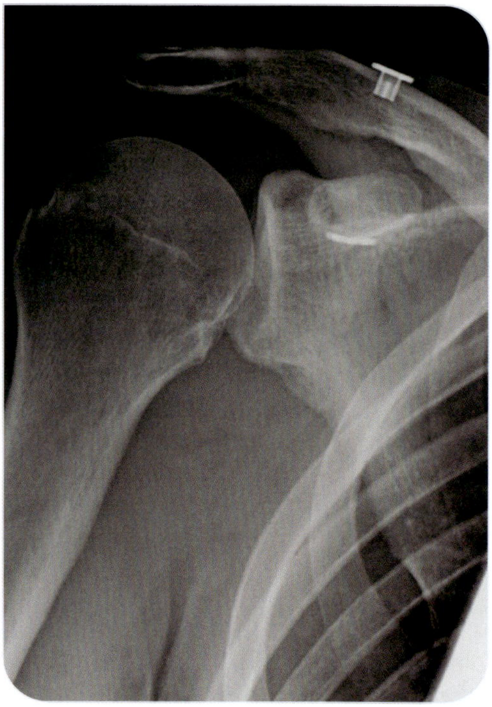

69: Röntgenbild nach Versorgung mit Low-Profile-System

hergradigen Verletzungen (Rockwood-Grade II bis VI) und bei jungen, sportlich und/oder körperlich aktiven Patienten und Patientinnen empfohlen. Wichtig ist zu beachten, dass der operative Eingriff so schnell wie möglich, am besten innerhalb von wenigen Tagen bis maximal 2 Wochen erfolgen sollte, damit die gerissenen Bänder, die bei den zur Verfügung stehenden operativen Verfahren lediglich aneinandergeführt und geschient werden, wieder stabil verheilen können.

## Operation

Bis vor wenigen Jahren erfolgte die operative Behandlung einer vollständigen AC-Gelenk-Sprengung durch einen offenen Schnitt mit ca. 8 cm Länge über das Schultereckgelenk. Dabei setzte man entweder eine Hakenplatte ein oder stabilisierte das Gelenk mit Drähten.

In den letzten Jahren wurden moderne Implantate entwickelt, die die Behandlung dieser Verletzung durch Schlüssellochchirurgie mit minimalen Hautschnitten ermöglichen. Hierbei wird ein kräftiger Faden zwischen dem Schlüsselbein und dem Rabenschnabelfortsatz (Processus coracoideus) eingeführt und mithilfe von zwei kleinen Titanplättchen fixiert (Abb. 68 und 69). Mit dieser Methode kann die Schlüsselbeinposition dauerhaft stabilisiert werden, während die natürliche Heilung die Bildung einer stabilen Narbe zwischen den gerissenen Bändern fördert. Ursprünglich wurde diese Technik als »Tight-Rope-Verfahren« bekannt. Die Weiterentwicklung, das »Low-Profile-Verfahren«, folgt denselben Prinzipien, zeichnet sich dabei jedoch durch reduzierte Bohrkanaldurchmesser und optimierte Auflageflächen der kleinen Titanplättchen aus.

### Nachbehandlung

In den ersten 4 Wochen nach einer operativen Stabilisierung des Schultereckgelenks wird der Arm auf einem Schulterkissen gelagert, um die Belastung auf das Implantat und damit auf die heilenden Bänder zu minimieren. Es dauert etwa 6 Wochen, bis die Bänder eine stabile Narbe bilden. Während dieser Zeit sollte man die Schulter in einer physiotherapeutischen Behandlung 2–3 × in der Woche bewegen. Nach 6 Wochen kann der Arm im Alltag zunehmend eingesetzt werden, nach 3 Monaten darf man allmählich wieder Sport treiben.

### Ergebnisse und Risiken

Nach konservativer Therapie von niedriggradigen Verletzungen des Schultereckgelenks (Grade I und II ist nach spätestens 6 Wochen mit einer vollständigen Genesung zu rechnen. Bei höhergradigen Verletzungen kann auch bei konservativer Therapie ein sehr gutes funktionelles Ergebnis erzielt werden, wobei die sichtbare Fehlstellung dauerhaft verbleibt. Die operative Therapie führt ebenfalls in über 95 % der Fälle zu exzellenten klinischen Ergebnissen. Gelegentlich kann es vorkommen, dass das Schlüsselbein mehrere Wochen nach der Operation wieder etwas höhertritt, was in der Regel auf die Funktion keinen Einfluss hat. Durch immer bessere Operationsverfahren und stabilere Implantate tritt dieses Problem in den letzten Jahren immer seltener auf.

Bei der Aufklärung von Patienten mit einer akuten Verletzung des Schultereckgelenkes sind uns 2 Punkte besonders wichtig: Die Patienten sollten darüber informiert werden, dass auch eine höhergradige Instabilität konservativ behandelt werden kann. In diesem Fall verbleiben zwar der relative Hochstand des Schlüsselbeins sowie die Instabilität des Schultereckgelenks. Funktionell liegt jedoch keine relevante Einschränkung des Schultergelenks vor. Beim Vergleich zwischen operativ und konservativ versorgten Patienten mit hochgradigen Schultereckgelenksprengungen gibt es nach aktuellen Daten keine relevanten Unterschiede bezüglich des funktionellen Ergebnisses beider Gruppen. Insofern spielt bei der Entscheidung für oder gegen einen operativen Eingriff insbesondere der kosmetische Aspekt eine große Rolle. Zudem sollten die Betroffenen vor einem operativen Eingriff über die Notwendigkeit der langwierigen Nachbehandlung aufgeklärt werden.

## Das chronisch instabile Schultereckgelenk

Wird eine hochgradige Verletzung (Rockwood-Grad III und höher) des Schultereckgelenks konservativ behandelt, bleibt das Gelenk mehr oder weniger instabil. Bereits 3–4 Wochen nach einer Verletzung spricht man dann von einer chronischen Instabilität. In den meisten Fällen ist diese Instabilität beschwerdearm, allerdings verbleibt der relative Hochstand des Schlüsselbeins.

### Symptome

In wenigen Fällen führt die chronische Instabilität zu Schmerzen beim Heben des Armes über die Horizontale oder zu unangenehmen Geräuschen (sogenannten Krepitatio-

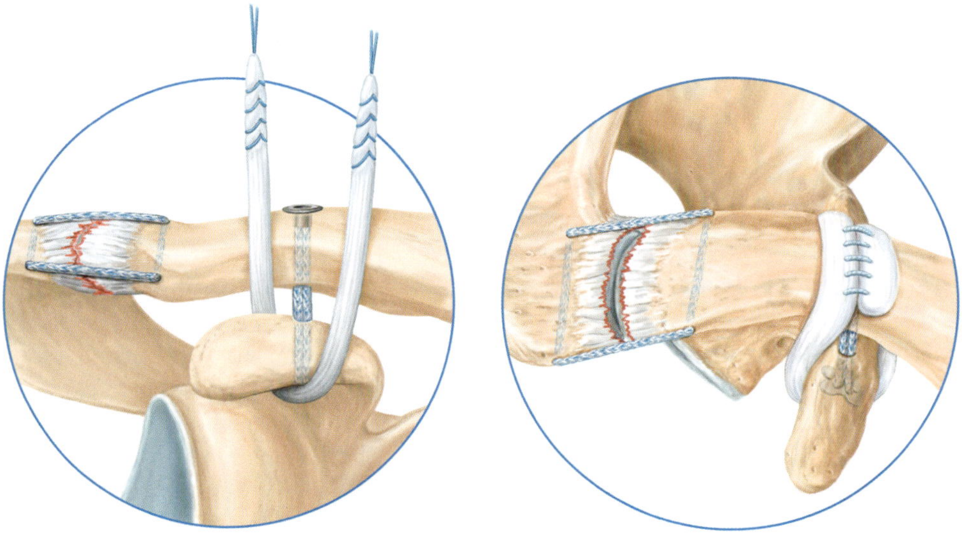

70: Stabilisierung einer chronischen Instabilität des Schultereckgelenks mittels Low-Profile-System und Semitendinosussehne

nen). Insbesondere Patienten und Patientinnen mit einem hohen Belastungsanspruch, die z. B. eine Überkopf-Sportart ausüben, berichten davon.

## Diagnostik

Bei einer klinischen Untersuchung wird zunächst eruiert, ob die Beschwerden tatsächlich durch die Fehlstellung im Schultereckgelenk hervorgerufen werden. In diesem Fall verstärken sich die Schmerzen beim Heben des Armes über die Horizontale oder beim Verschränken vor dem Körper. Zusätzlich sollte immer eine Röntgen- und MRT-Diagnostik erfolgen, um mögliche andere Ursachen für die Beschwerden auszuschließen.

## Behandlung

Bei einer chronischen Instabilität ist es nicht möglich, die Fehlstellung des Schultereckgelenks konservativ zu behandeln. Mithilfe von Schmerz- und Physiotherapie kann man lediglich eine Schmerzlinderung erzielen. Soll jedoch die ursprüngliche Form wiederhergestellt werden, kommt nur ein operativer Eingriff infrage.

## Operation

Wie bei einer akuten Verletzung des Schultereckgelenks werden auch bei chronischer Instabilität moderne Fixierungsverfahren wie das »Low-Profile-System« angewendet. Im Unterschied zur akuten Situation können die verletzten Bänder aber nicht mehr zusammenheilen, da die Heilungsphase nach ca. 2 Wochen abgeschlossen ist. Daher ist es erforderlich, die Bänder mit einem

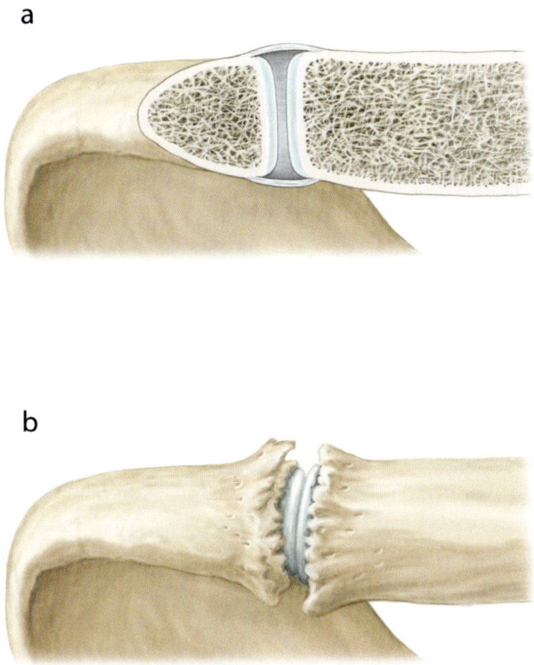


71: a) Normales AC-Gelenk, b) AC-Gelenksarthrose mit knöchernen Ausziehungen

Transplantat zu ersetzen. In diesem Fall wird zusätzlich ein Sehnentransplantat (z. B. die Semitendinosussehne vom Oberschenkel) entnommen und um das Schlüsselbein und den Rabenschnabelfortsatz herumgeführt, um die verletzten Bänder zu ersetzen (Abb. 70).

## Nachbehandlung

In den ersten 6 Wochen muss der Arm konsequent auf einem Schulterabduktionskissen ruhiggestellt werden. In dieser Zeit sollte man ihn nach Möglichkeit nicht frei hängen lassen. Bei der Physiotherapie wird der Arm beispielsweise vom Behandler bzw. der Behandlerin geführt und vom Eigengewicht entlastet. Nach 6 Wochen darf man ihn dann nach und nach wieder im Alltag einsetzen, dabei jedoch noch weitere 6 Wochen, also bis 3 Monate nach dem Eingriff, mit nicht mehr als 3–5 kg belasten. Erst danach kann man die Belastung allmählich steigern. Dabei sollte unbedingt mit dem behandelnden Arzt bzw. der Ärztin abgesprochen werden, wann man wieder Sport treiben darf. Erst 4½–6 Monate nach dem Eingriff darf der Arm wieder voll belastet werden.

## Ergebnisse und Risiken

Die operative Therapie der chronischen Instabilität des Schultereckgelenkes ist ein anspruchsvoller Eingriff und erfordert eine langwierige Nachbehandlung. Die Erfahrung zeigt, dass in ca. 80–90 % der Fälle ein gutes bis exzellentes klinisches Ergebnis erzielt wird. Allerdings besteht das Risiko, dass die Instabilität weiter andauert und dass aufgrund der langen Ruhigstellung nach der Operation die Schulter nur eingeschränkt beweglich ist.

## Arthrose im Schultereckgelenk

Bereits ab dem 20. Lebensjahr treten Verschleißerscheinungen im Schultereckgelenk auf, diese spielen in der Regel eine nur untergeordnete Rolle (Abb. 71). In vielen Fällen wird eine Arthrose des Schultereckgelenkes im Rahmen einer Röntgen- oder MRT-Untersuchung erstmals diagnostiziert. Leider werden Betroffene dadurch häufig verunsichert, da das Vorliegen einer Arthrose in der Regel mit einer schwerwiegenderen Erkrankung eines Gelenkes in Verbindung gebracht wird. Daher ist es wichtig, die Betroffenen über den natürlichen Verlauf der Arthrose am Schultereckgelenk aufzuklären.

### Symptome

Bei den allermeisten Menschen bleibt die Schultereckgelenksarthrose symptomlos. Bei starker körperlicher Belastung (z. B. intensiver Überkopfbelastung) oder nach weniger schwerwiegenden Verletzungen des Schultereckgelenks (meist vom Rockwood-Grad I oder II) kann durch mechanische Belastung der beiden Gelenkpartner die Schultereckgelenksarthrose Schmerzen auslösen, meist besteht ein Druckschmerz über dem Gelenk. Auch beim Liegen auf der betroffenen Seite können sich diese Schmerzen manifestieren.

### Diagnostik

Die klinische Untersuchung ist auch in diesem Fall wegweisend für die korrekte Diagnosestellung. Meist können die Betroffenen den Schmerzpunkt eindeutig lokalisieren. Beim Druck auf das Schultereckgelenk verstärkt sich der Schmerz. Zur Bestätigung der Diagnose wird in der Regel eine Röntgenuntersuchung veranlasst (Abb. 72), ergänzend kann eine Ultraschall- und eine MRT-Untersuchung durchgeführt werden.

### Behandlung

Zunächst versucht man, die Arthrose auf konservative Weise zu behandeln, indem die entsprechende Schulterseite geschont wird. Zudem kann man zur Reizlinderung entzündungshemmende Präparate als Tabletten oder als Spritze an die schmerzhafte Stelle verabreichen. Gehen die Schmerzen nach einer Injektion mit einem Lokalanästhetikum rasch zurück, bestätigt dies wiederum die korrekte Diagnose. Halten die Beschwerden trotz adäquater Therapie über mehrere Monate an, bleibt nur noch die Möglichkeit einer Operation.

### Operation

Das Ziel dabei ist, den mechanischen Konflikt der beiden Gelenkpartner aufzulösen. Dieser Eingriff kann endoskopisch durchgeführt werden. Mit einer Fräse werden ca. 0,5 cm vom Ende des Schlüsselbeins entfernt, um so ausreichend Platz zwischen den beiden Gelenkpartnern zu schaffen (Abb. 73). Dieser Eingriff wird daher auch als »laterale Klavikularesektion« bezeichnet.

### Nachbehandlung

Nach der arthroskopischen Entlastungsoperation muss der Arm für ca. 2–3 Wochen geschont werden. Eine konsequente Ruhigstellung ist meistens nicht erforderlich. Jedoch sollte über etwa 4–6 Wochen eine physiotherapeutische Behandlung nach einem festen Schema erfolgen. Je nach Art der beruflichen Belastung wird man bei normalem Verlauf für 2 Wochen krankgeschrieben; in der Regel darf man nach 4–6 Wochen wieder Sport treiben.

## Ergebnisse und Risiken

Nach der operativen Behandlung einer Arthrose im Schultereckgelenk sind die Betroffenen in über 90 % der Fälle nach etwa 3 Monaten wieder vollständig beschwerdefrei. Die Operation ist, sofern sie sachgemäß durchgeführt wird, sehr risikoarm. Bei einer zu ausgedehnten Entfernung der Klavikula (mehr als 2 cm) kann es zu einer Verletzung der sogenannten CC-Bänder (Ligamentum conoideum und Lig. trapezoideum) kommen, wodurch das Schultereckgelenk destabilisiert wird.

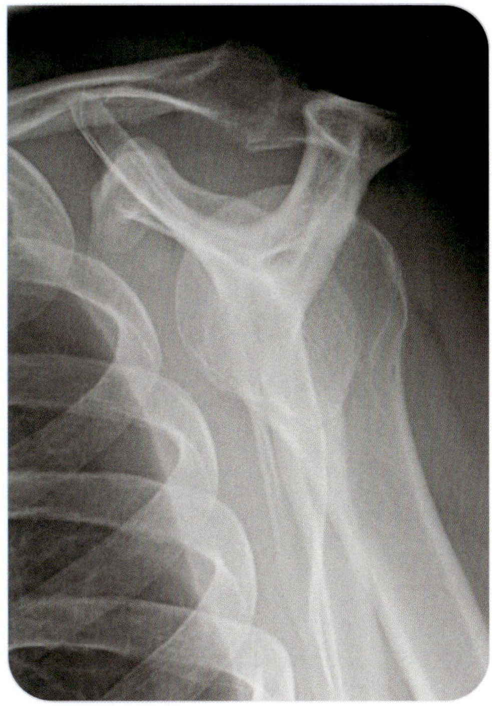

▲ 72: Ausgeprägte Arthrose im Schultereckgelenk

▼ 73: Arthroskopische Resektion von 0,5 cm des Schlüsselbeins, somit kann der mechanische Konflikt zwischen den beiden Knochen aufgelöst werden.

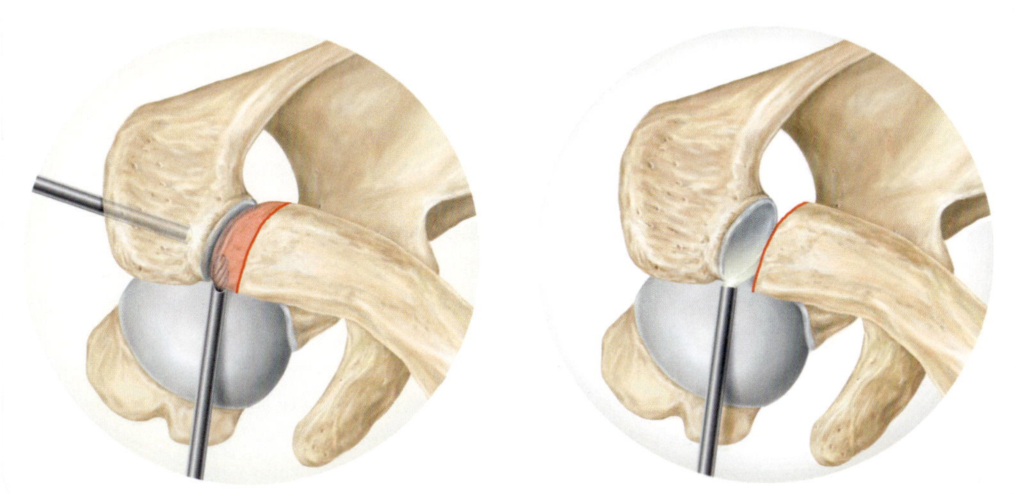

# Bruch des Schultergelenks

Bei einem gebrochenen Schultergelenk handelt es sich meist um einen Bruch am Oberarmkopf, der zu den häufigsten Brüchen des Menschen gehört.

Der häufigste Knochenbruch im Bereich des Schultergürtels ist der Bruch des Oberarmkopfes, die sogenannte proximale Humerusfraktur oder Oberarmkopffraktur (das betrifft knapp die Hälfte aller Brüche am Schultergürtel). Mit zunehmendem Alter steigt das Risiko für einen Oberarmkopfbruch. Dabei stellt die Osteoporose einen wesentlichen Risikofaktor dar, weshalb Frauen ca. 2–3 × häufiger betroffen sind als Männer. Aufgrund der zunehmenden Lebenserwartung nimmt die Anzahl dieser Brüche stetig zu. Die Wahrscheinlichkeit, im Laufe seines Lebens einen Bruch des Oberarmkopfes zu erleiden, beträgt bei Erreichen des 80. Lebensjahres etwa 5–8 %. Neben der Osteoporose stellt eine altersbedingte Sturzneigung den Haupt-Risikofaktor für eine Oberarmkopffraktur dar.

## Symptome

Die Betroffenen klagen meist über starke Schmerzen sowie eine akute Bewegungseinschränkung infolge eines Sturzes.

## Diagnostik

In diesem Fall ist eine klinische Untersuchung erforderlich, um eine Gefäß- und/oder Nervenverletzung auszuschließen. Ein Röntgenbild gibt Auskunft über die Schwere der Verletzung (Abb. 74). Ergänzend lässt sich mit einer Computertomographie die Stellung des Gelenks sowie Anzahl und Lokalisation der Bruchstücke beurteilen (Abb. 75).

## Behandlung

Ziel der Behandlung ist, dass sich das Schultergelenk wieder schmerzfrei und im gewohnten Maß bewegen lässt, was je nach Alter und Funktionsanspruch des bzw. der Betroffenen unterschiedlich sein kann. So ist das Behandlungskonzept individuell anzupassen. Grundsätzlich gilt für alle Brüche des Oberarmkopfes, dass die Rehabilitation mehrere Monate in Anspruch nimmt.

In etwa 60 % der Fälle sind nach einem Bruch die Knochen nur gering verschoben

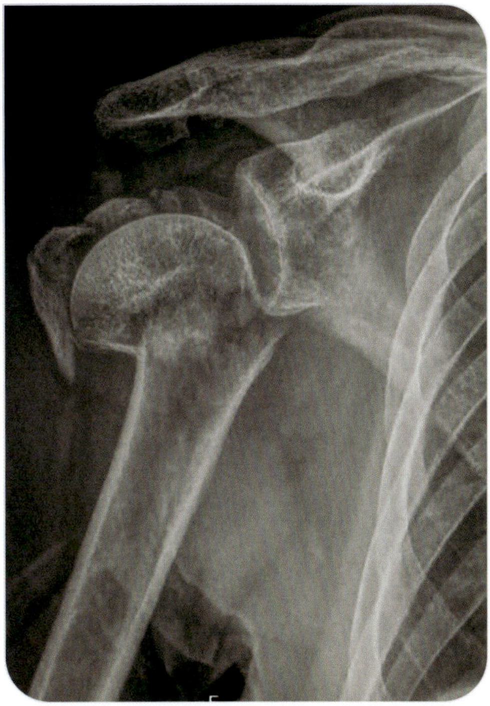

74: Röntgenaufnahme eines Oberarmkopfbruches

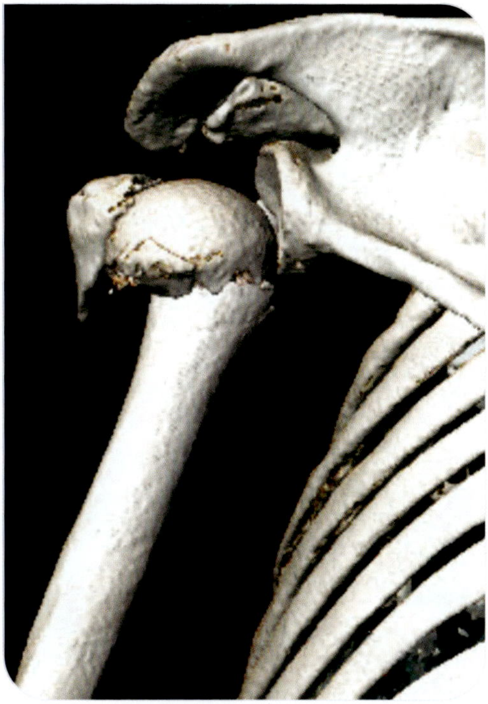

75: CT mit 3D-Rekonstruktion eines Oberarmkopfbruches

und stabil, sodass eine konservative Therapie sinnvoll ist. Liegt allerdings eine starke Verschiebung der Bruchstücke vor, kann nur durch eine Operation die Anatomie des Gelenks wiederhergestellt werden.

## Operation

Zur operativen Stabilisierung eines Knochenbruches können verschiedene Implantate eingesetzt werden. In der Regel werden Schrauben und/oder Platten mit Schrauben eingesetzt (Abb. 76). Ist die Verletzung jedoch so gravierend, dass das Gelenk nicht mehr erhalten werden kann, besteht die Möglichkeit des Ersatzes durch ein Kunstgelenk. Hierbei hat sich in den letzten Jahren die inverse Schulterprothese zunehmend gegenüber den anderen Modellen durchgesetzt, da diese einfacher zu implantieren ist und geringere Komplikationen aufweist. Dabei wird die Position von Gelenkkopf und Gelenkpfanne vertauscht (siehe auch S. 45). Nur in Ausnahmefällen zieht man bei jüngeren Patienten unter 60 Jahren einen Teilgelenkersatz in Erwägung, bei dem der Oberarmkopf durch ein Implantat ersetzt wird.

## Nachbehandlung

Die Nachbehandlung richtet sich nach dem individuellen Zustand des Patienten bzw. der Patientin. Grundsätzlich sollte der Arm nicht länger als 2 Wochen ruhiggestellt werden, wobei schon 1 Woche nach dem Unfall mit einer passiven Beübung des Armes begonnen werden sollte. Das heißt, dass im Rahmen der Physiotherapie der Arm unter Entlastung vorsichtig bewegt wird. In der Regel kann er nach 6 Wochen wieder aktiv eingesetzt werden. Wie lange man arbeitsunfähig ist und wann man langsam beginnen darf, wieder Sport zu treiben, ist von der Schwere der Verletzung und vom Behandlungsverfahren abhängig. Meist muss man etwa 6 Monate einplanen, bis man das Schultergelenk wieder schmerzfrei und vollständig einsetzen kann.

## Ergebnisse und Risiken

Bei leicht verschobenen Brüchen lassen sich durch eine konservative Therapie die Alltagsfunktionen in 80–90 % der Fälle wiederherstellen, sodass sie ohne Schmerzen ausgeführt werden können. Bei komplexen Verletzungen mit vielen Bruchstücken bleibt jedoch auch nach optimaler operativer Versorgung in vielen Fällen ein merkliches Bewegungsdefizit zurück. Lässt sich dieses trotz intensiver Physiotherapie nicht verbessern, können bei einem arthroskopischen Eingriff Verwachsungen entfernt (z. B. auch gleichzeitig mit der Entfernung der Schrauben oder Metallplatte) und dadurch meist die Beweglichkeit noch einmal deutlich verbessert werden. Voraussetzung dafür ist, dass der Knochen fest verheilt ist. Daher sollte man diesen Eingriff frühestens 6 Monate nach dem Unfall vornehmen lassen.

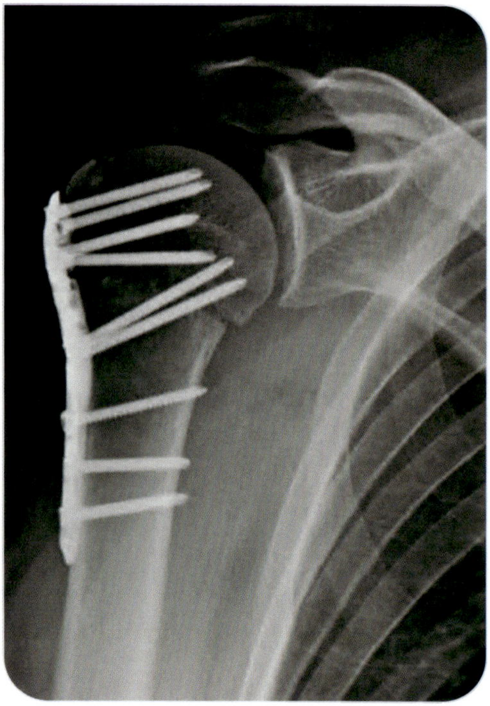

76: Stabilisierung des Oberarmkopfbruches mit Platte und Schrauben

# Entwicklung der Schulter-Endoprothese

Der Gelenkersatz durch eine Schulterprothese ist für viele Menschen ein Segen. Noch vor etwa 50 Jahren war solch ein Eingriff aber nicht ohne Weiteres möglich.

Seit der zweiten Hälfte des 20. Jahrhunderts werden immer öfter Gelenke durch Prothesen ersetzt, das gilt auch für Schultergelenke. Dabei liegen zwischen den Anfängen der Schulter-Endoprothetik, die auf das Ende des 18. Jahrhunderts zurückgehen, und dem modernen Gelenkersatz und den heutigen Operationstechniken ganze Welten.

## Anfänge

Als Pionier der Endoprothetik gilt der deutsche Chirurg Themistocles Gluck (1853–1942). Er entwickelte in den 80er-Jahren des 19. Jahrhunderts Prothesen aus verschiedenen Materialien wie Holz, Glas oder Knochen als Gelenkersatz. 1891 entwarf er auch eine erste Schulterprothese, die aus zwei Komponenten für Humerus und Glenoid aus Elfenbein bestand.

Tatsächlich wurde aber das erste Kunstgelenk an der Schulter am 11. März 1893 von dem französischen Chirurgen Jules Emile Péan (1830–1898) bei einem 37-jährigen Patienten mit Knochentuberkulose eingebaut. Der Schaft bestand aus einem Platinzylinder, der an den Oberarm angeschraubt wurde und mehrere Löcher hatte, um die Muskulatur zu befestigen, der Gelenkkopf aus einer Kugel aus Hartgummi. Angeblich war der Operationserfolg zunächst zufriedenstellend. Es gelang jedoch nicht, die Infektion zur Ausheilung zu bringen, sodass das Kunstgelenk zwei Jahre später wieder ausgebaut werden musste.

In den darauffolgenden 50 Jahren wurden nur noch vereinzelt, individuell aus unterschiedlichen Materialien gefertigte Schulterprothesen eingesetzt, meist als letzte Möglichkeit bei Knochentumoren oder Infektionen. Allgemein bestand bei Kunstgelenken zu dieser Zeit ein hohes Infektionsrisiko, aber auch das Problem, dass sich die Implantate frühzeitig lockerten.

Dies führte in der zweiten Hälfte des 19. Jahrhunderts dazu, dass man Prothesen unterschiedlicher Formen, Materialien und Verankerungsprinzipien erstellte und erprobte.

In den 1950er-Jahren entwickelten der französische Chirurg und Orthopäde Robert Judet zur Versorgung von Verrenkungsbrüchen des Schultergelenkes eine Prothese aus Plexiglas (Acrylharz) und der amerikanische Chirurg und Orthopäde Frederick J. Krueger ein Implantat aus Vitallium, einer Metalllegierung, in das der Knochen einwachsen sollte, um ein Auslockern zu verhindern. Beide Ideen konnten sich allerdings nicht durchsetzen.

## Durchbruch

1953 veröffentlichte der amerikanische Pionier der modernen Schulterchirurgie, Charles Neer, seine erste Arbeit über den Einsatz von Schulterprothesen bei komplizierten Gelenkbrüchen.

Sein erstes Modell eines »anatomischen« Gelenkersatzes bestand aus einer einteiligen Prothese aus Vitallium mit einer Gelenkkugel, deren Form im Prinzip dem Oberarmkopf entsprach. Der Schaft hatte eine Dreiecksform und besaß Finnen und Löcher zur Befestigung von Knochenteilen und Muskulatur am Prothesenstiel (Abb. 77). Dies war die erste Prothese weltweit, die industriell hergestellt wurde, zunächst in drei und später in fünf unterschiedlichen Größen.

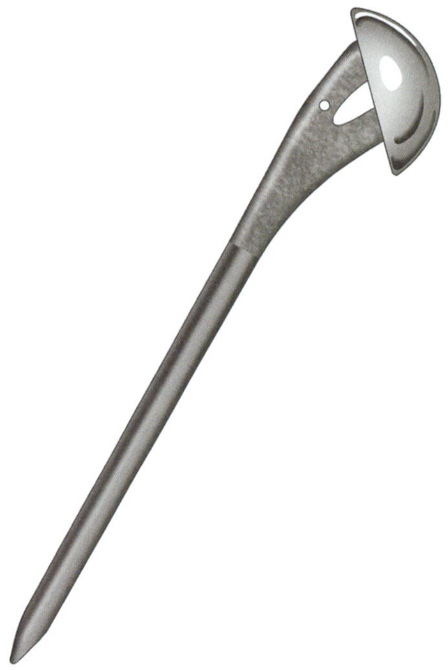

▲ 77: Erstes Modell eines »anatomischen« Gelenkersatzes von Ch. Neer

Die Forschung an Prothesen als Schultergelenkersatz entwickelt sich seit den 1970er-Jahren in rasantem Tempo weiter. In Europa verwandte man immer häufiger Kunststoffprothesen aus Polyazetatharz, die das Gelenk nach einer Fraktur oder bei einer Tumorerkrankung ersetzen konnten. Diese »isoelastischen« Implantate bestanden aus einem rundlichen Kopf und einem, zentral durch einen Metalldraht verstärkten, Prothesenstiel (Abb. 78), in dessen Vertiefungen Knochen einwachsen sollten. Weil dies nicht funktionierte, waren die Ergebnisse unbefriedigend, vor allem, weil diese Prothesen nur eine eingeschränkte Beweglichkeit im Schultergelenk zuließen. Denn bis zu diesem Zeitpunkt war bei keiner der Prothesen die Integration der Rotatorenmanschette berücksichtigt worden.

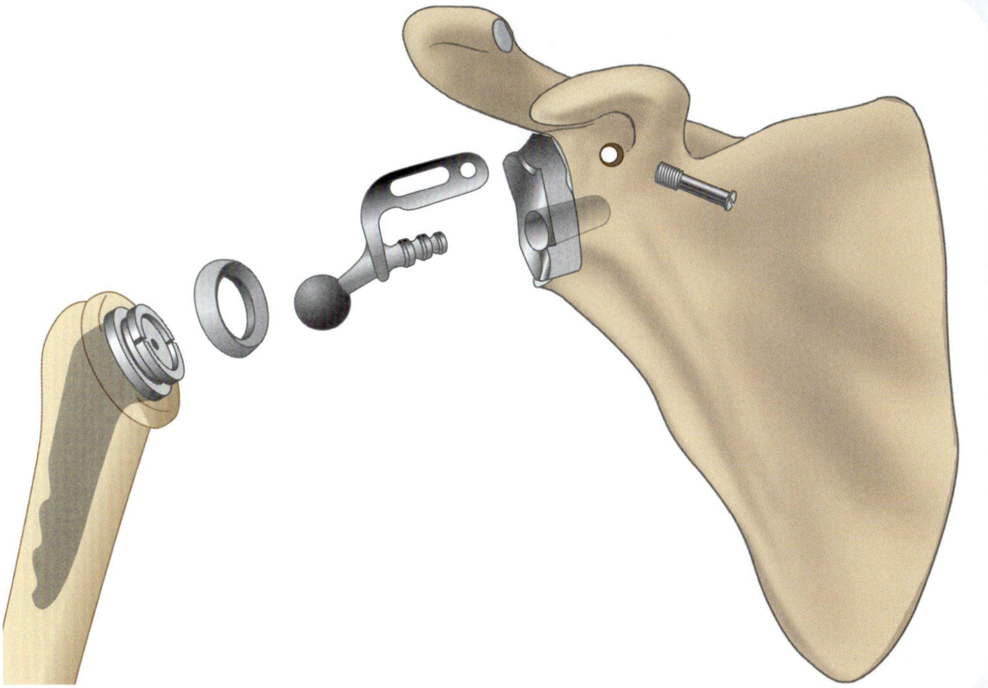

▲ 78: Schema eines »isoelastischen« Gelenkersatzes

▼ 79: Schema einer inversen Schulterprothese von R. Kölbel und G. Friedebold

Dies änderte sich erst, als Charles Neer neue Erkenntnisse in der Operationstechnik vorstellte. Die von ihm 1974 entwickelte »anatomische« Prothese führte zum endgültigen Durchbruch beim Gelenkersatz, konnte sie doch auch bei schmerzhaften Arthrosen des Schultergelenks eingesetzt werden. Die einteilige Prothese (»Monoblock«) der ersten Generation bestand aus einem Schaft mit verschiedenen, der individuellen Anatomie angepassten Durchmessern und halbrunden Gelenkflächen (»Kalotten«). Neer empfahl bei der Operation ausschließlich die Entfernung der Gelenkfläche, wodurch die Rotatorenmanschette erhalten werden konnte. Für

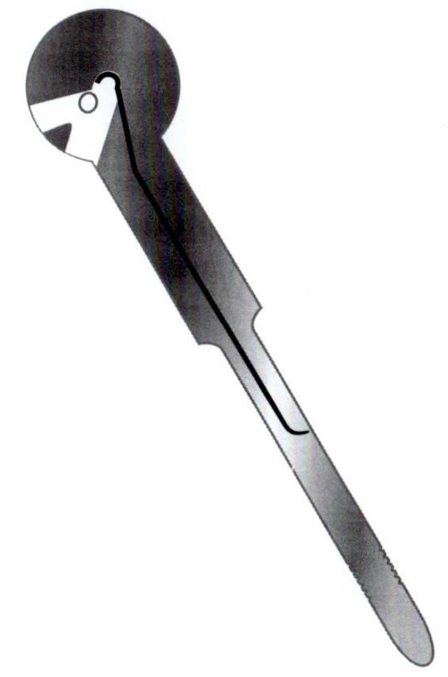

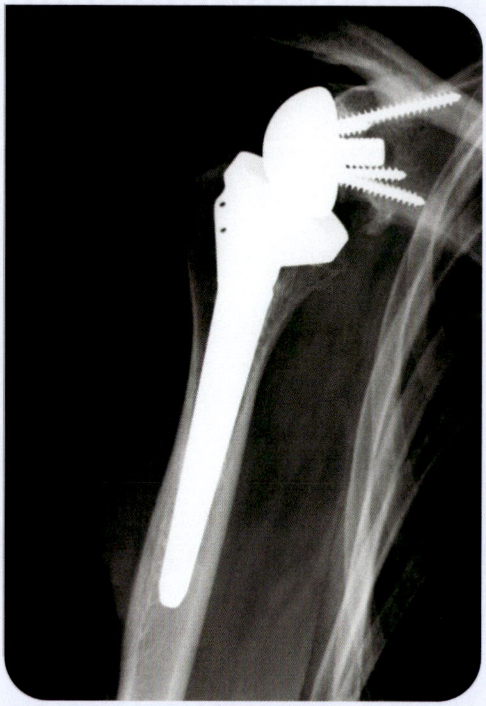

⇑ 80: Inverse Schulterprothese von P. Grammont

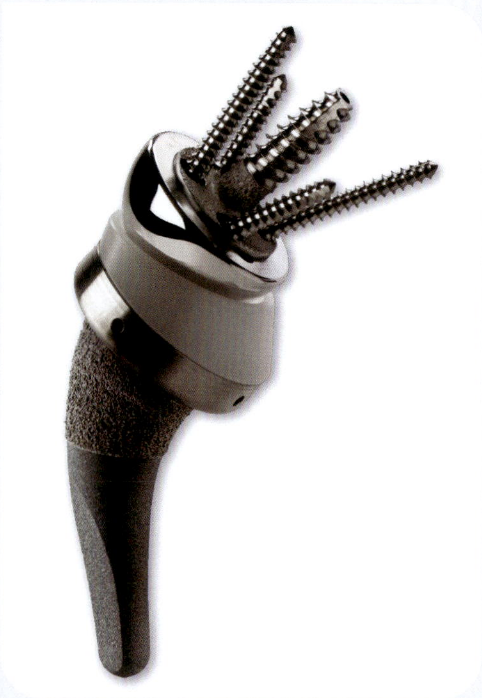

⇑ 81: Moderne inverse Schulterprothese

den vollständigen Gelenkersatz von Oberarmkopf und Schulterpfanne entwickelte er eine Glenoidkomponente aus Kunststoff (Polyäthylen), auch mit Metallverstärkung, die mit Knochenzement in dem Schulterblatt befestigt wurde.

## Modularer Gelenkersatz

Eine zweite Generation der Schulterprothesen basierte auf dem gleichen Design, das durch das Prinzip der Modularität weiterentwickelt wurde. Der wesentliche Fortschritt bestand in der Entwicklung mehrteiliger und frei kombinierbarer Schaft- und Kopfkomponenten. Das bedeutet, dass sich der Teil der Prothese, der in den Oberarmknochen eingebracht wurde, aus zwei frei miteinander kombinierbaren Schaft- und Kugelkomponenten zusammensetzte. Für die Montage wurde zunächst Gelenkfläche abgesägt, um dann die Schäfte zementfrei oder zementiert in den Markraum des Humerus einzubringen. Auf diesen befestigte man dann, den anatomischen Gegebenheiten angepasst, Kalotten unterschiedlicher Durchmesser und Höhen über meist konische Steckverbindungen.

Der Vorteil von Gelenkersatz aus einzelnen Modulen lag in den größeren Variationsmöglichkeiten, sodass die Prothese nun der

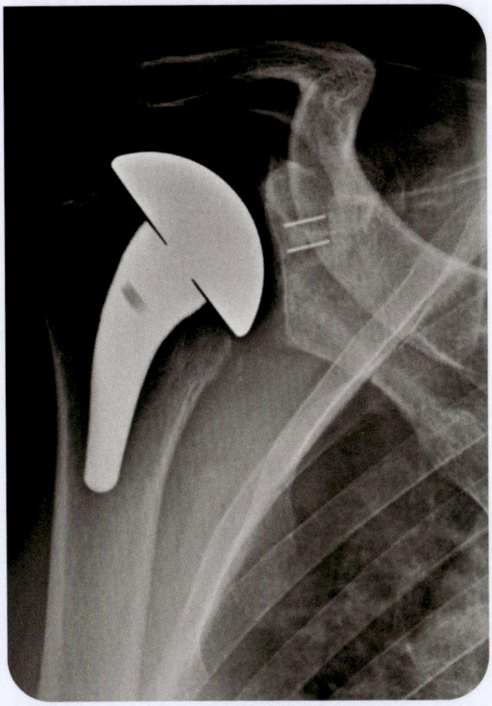

82: Röntgenbild einer anatomischen Totalendoprothese (Ersatz des Kopfes und der Pfanne)

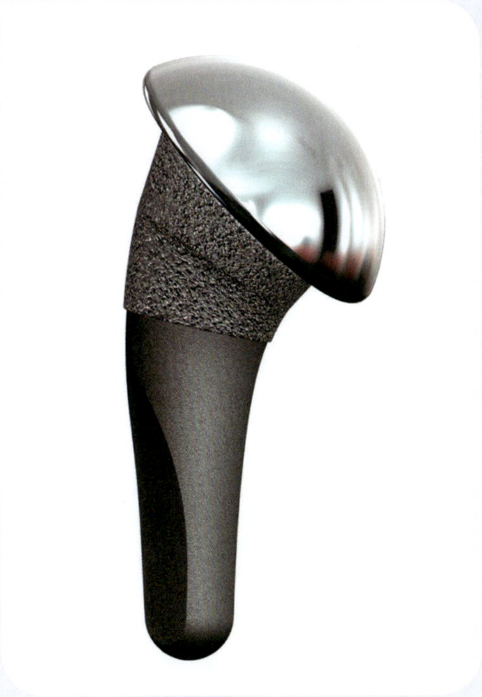

83: Schematische Darstellung des Schaftes einer anatomischen Kurzschaftprothese

individuellen Anatomie angepasst werden konnte. Außerdem ließen sich die einzelnen Komponenten unbegrenzt kombinieren und auch einzeln austauschen, wodurch man bei einer Lockerung oder anderen Komplikationen nur einzelne Teile und nicht die ganze Prothese ersetzen musste.

Die Basis für den Prototyp der Schulterprothesen der dritten Generation waren umfangreiche anatomische Vermessungen gesunder Oberarmköpfe und Glenoide mit den daraus folgenden Rückschlüssen auf die Beweglichkeit des Schultergelenkes. Die von den französischen Orthopäden Gilles Walch und Pascal Boileau konzipierte Aequalis-Prothese verfolgte mit einem dreifach modularen System das Ziel, mit dem Kunstgelenk die individuelle Anatomie des Oberarmkopfes noch exakter zu rekonstruieren. Technische Bauprinzipien waren der variable Neigungswinkel des Prothesenhalses und die exzentrischen Gelenkflächen (Kalotten). Diese komplexe Schulterprothese bestand nun aus sechs Schaftkomponenten und neun Kalotten unterschiedlicher Längen, Durchmesser, Höhen und Radien. Damit konnte in über 90 % der Fälle die individuelle Form des Schultergelenkes rekonstruiert werden, was für die Patienten zu einer häufig nahezu uneingeschränkten Beweglichkeit und Belastbarkeit führte.

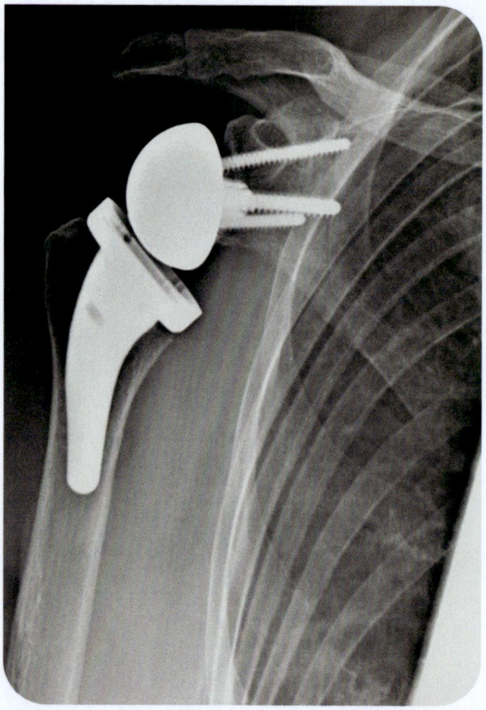

84: Röntgenbild einer inversen Schulterprothese mit Kurzschaft

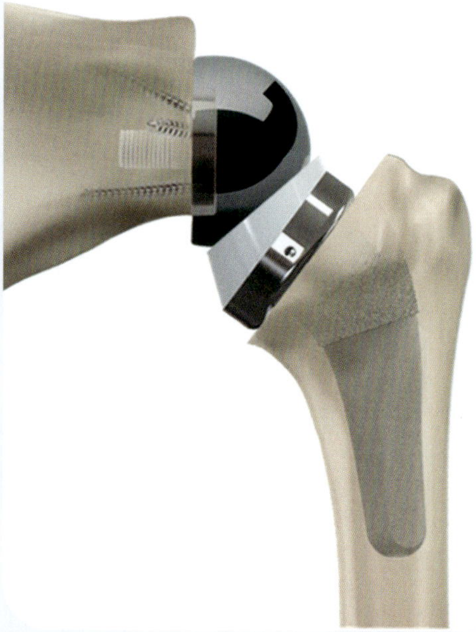

85: Schematische Darstellung einer inversen Schulterprothese mit Kurzschaft

## Inverse Schulterprothese

Parallel und ergänzend zu den anatomischen Prothesen, durch die das Schultergelenk der normalen Anatomie, das heißt formgerecht, ersetzt wurde, entwickelte man ein umgekehrtes Prothesendesign, bei dem die Kugelkomponente am Schulterblatt und die Pfannenkomponente am Oberarm befestigt wurde (inverse Schulterprothese). Eine der frühesten inversen Prothesen war die 1971 von den Orthopäden Reinhard Kölbel und Günter Friedebold entwickelte inverse Schulterprothese (Abb. 79).

Bei diesem Modell trug die Schulterblattkomponente die Kugel und den Hals auf einem Bolzen, der in die Schulterpfanne einzementiert wurde. Zwei gabelförmige Metallausläufer umfassten beiderseits die Skapula und wurden mit einer Schraube am Knochen verklammert. Der Oberarmteil aus Kunststoff (Polyäthylen) wurde in den Schaft einzementiert und der Kopf der Prothese mit einem Klemmring in der Pfanne gesichert. Zwar erlaubte dieses Gelenk mechanisch einen Bewegungsumfang von 90°, doch entsprach seine komplexe Mechanik nicht der des wirklichen Schultergelenks, was dazu führte, dass man trotz der aufwendigen Fixierung relativ häufig Lockerungen und Ausbrüche der Schulterblattkomponente beobachtete. Daher setzte man diese Prothese nur in speziellen Einzelfällen ein.

Den Durchbruch der inversen Prothetik stellte die 1985 von Paul Grammont entwickelte Delta-Prothese dar (Abb. 80). Auch bei diesem Modell ist das Design von Kopf und Glenoid vertauscht; im Unterschied zu den Vorläufern ist hier der Drehpunkt des Gelenkes jedoch verlagert, sodass weniger Scherkräfte auf die Skapulakomponente einwirken. Vor allem Patienten und Patientinnen mit Arthrose und Verlust der Rotatorenmanschette konnte mit diesem System in den letzten Jahren sehr häufig geholfen werden, weil durch eine Optimierung des Hebelarmes der Deltamuskel (M. deltoideus) auch bei fehlender Rotatorenmanschette als Motor für das Schultergelenk wirken kann. Günstige funktionelle Resultate und ermutigende Standzeiten haben dazu geführt, dass diese Art der Schulterprothese zunehmend eingesetzt und technisch weiterentwickelt wurde.

Die Erfolge in der Schulterendoprothetik fanden im letzten Jahrzehnt in einer Fülle von Veröffentlichungen ihren Niederschlag und führten auch zu einer rasanten Zunahme der auf dem Markt verfügbaren Implantate.

Humeruskopfprothesen der sogenannten vierten Generation sind anatomisch rekonstruierte, modulare Gelenke, die stufenlos in drei Richtungen geneigt werden können. Daneben gibt es zementfreie Kurzschaftprothesen, schaftfreie Implantate und Modelle ausschließlich für den Oberflächenersatz. Konvertierbare Systeme (Abb. 82 und 83) erleichtern bei Komplikationen den Umstieg von anatomischen auf inverse Prothesensysteme ohne aufwendigen Wechsel des Prothesenschafts.

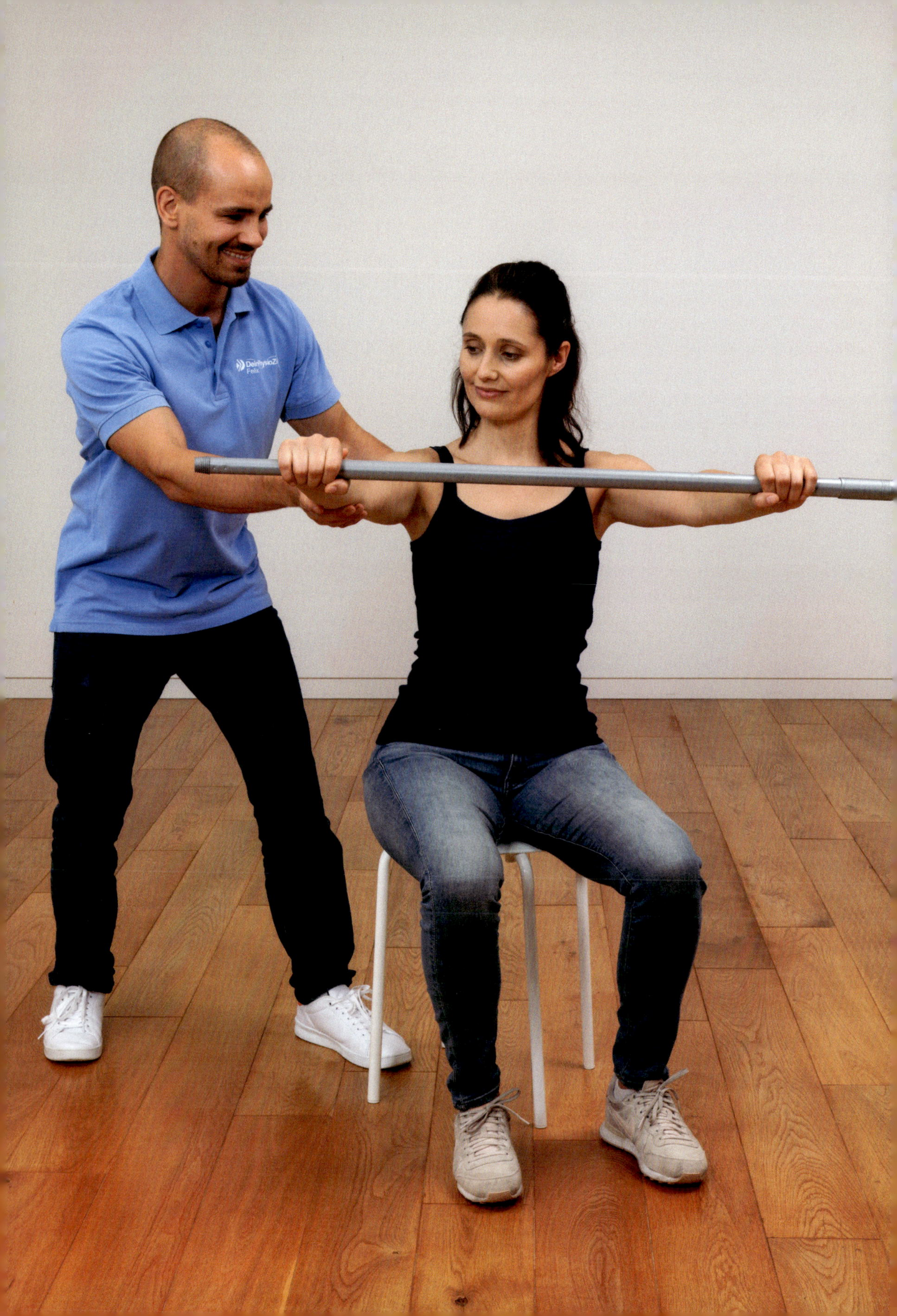

# Therapie und Prävention

Viele Schulterprobleme kann man durch gezielte Übungen heilen, sie dienen auch der Vorbeugung. Zusätzlich lässt sich der Heilungsprozess medikamentös unterstützen.

# Injektionen an der Schulter

Ist aufgrund von Entzündungen kein schmerzfreies Training möglich, kann die Injektion entzündungshemmender Präparate Linderung verschaffen.

Wie Sie im Kapitel »Die häufigsten Krankheitsbilder« (S. 37) gelernt haben, ist der Schultergürtel sehr anfällig für Verletzungen und Überlastungsschäden. Damit es aber gar nicht erst so weit kommt, ist ein gezieltes Trainingsprogramm sinnvoll. Gerade weil Schultergelenk und Schulterblatt vor allem muskulär geführt und stabilisiert werden, profitiert der Schultergürtel besonders von einem gezielten Aufbautraining. Sind die Schmerzen wegen Entzündungen (z. B. einer Schleimbeutelentzündung) jedoch zu stark, um die Muskeln zu trainieren, kann man lokal ein entzündungshemmendes Mittel spritzen, damit ein schmerzfreies Training möglich wird.

Der große Vorteil solcher lokalen Applikationen ist, dass das gespritzte Präparat direkt an der betroffenen Stelle wirken kann. Bei jeder Injektion besteht ein geringes Risiko einer bakteriellen Infektion. Daher sollte jede Injektion unter Einhaltung hygienischer Standards und unter sterilen Kautelen durchgeführt werden.

Die am häufigsten verwendeten Präparate, die am Schultergelenk zur Schmerzlinderung eingesetzt werden, sind: Kortison (meist in Kombination mit einem Lokalanästhetikum), Hyaluron und Eigenblut.

## Kortison

Kortison ist ein natürliches Hormon, das in der menschlichen Nebennierenrinde produziert wird. Es kann in verschiedenen Darreichungsformen als Medikament verwendet werden. Dabei unterscheidet man zwischen einer systemischen Anwendung (z. B. oral mit Tabletten) und einer lokalen Applikation (z. B. als Injektion). Kortison hat eine stark entzündungshemmende Wirkung und eignet sich daher besonders bei starken Entzündungszuständen. Wir verwenden gerne ein Kortison-Präparat mit Depotwirkung (Lipotalon), weil es einen langanhaltenden Effekt über mehrere Wochen bis Monate aufweist. Besonders gut eignet es sich für die Behandlung einer Schleimbeutelentzündung. Dazu verwendet man meist ein mit einem Lokalanästhetikum kombiniertes Kortisonpräparat, das unterhalb des Schulterdaches (subakromial) injiziert wird. Zur Häufigkeit der Anwendung der Spritzen gibt es keine klaren Empfehlungen, wir raten zu maximal 3 Injektionen im Abstand von mindestens 2 Wochen. Sollte dann immer noch keine Beschwerdelinderung eingetreten sein, sollten alternative Behandlungsoptionen geprüft werden.

Der Wirkstoff Kortison ist in den letzten Jahren aufgrund potenzieller lokaler Nebenwirkungen wie Sehnennekrosen (Absterben von Sehnengewebe) in Verruf geraten. Daher sollte unbedingt darauf geachtet werden, dass es auch wirklich subakromial injiziert wird. Eine Injektion in das Gelenk selbst (intraartikuläre Injektion) sollte nur in absoluten Ausnahmefällen, z. B. bei rheumatischen Gelenken, erfolgen. Sie ist technisch sehr anspruchsvoll und darf daher nur von sehr erfahrenen Ärzten und Ärztinnen durchgeführt werden. Bei beginnenden Knorpelschäden im Schultergelenk stellt die Hyaluronsäure eine bessere Alternative für eine intraartikuläre Injektion dar.

## Hyaluron

Hyaluron ist ein natürlich vorkommender Bestandteil der Gelenkflüssigkeit und kann direkt in das Gelenk gespritzt werden. Hyaluronsäure ist eine viskose Flüssigkeit, die das Gleitverhalten zwischen den Gelenkpartnern verbessern und so die Schmerzen bei beginnendem Knorpelabrieb verringern kann. Wir empfehlen die intraartikuläre Anwendung von Hyaluron nur bei Vorliegen einer beginnenden Arthrose, wobei zwischen den Spritzen ein zeitlicher Abstand von mindestens 6 Monaten eingehalten werden sollte. Zwar ist die Studienlage nicht eindeutig, aber wir haben insbesondere bei jungen Patienten mit beginnender Arthrose, denen 1 × im Jahr eine Hyaluronspritze gegeben wurde, sehr gute Erfahrungen gemacht.

## Eigenblut

In den letzten Jahren ist der Entwicklung von biologischen Verfahren zur Behandlung von Sehnenerkrankungen sehr viel Aufmerksamkeit geschenkt worden. Eines dieser Verfahren ist die Eigenblut- oder Eigenplasmatherapie, auch als ACP (Autologous Conditioned Plasma) oder PRP (Platelet Rich Plasma) bekannt. Die Eigenbluttherapie zielt darauf ab, verlangsamte und zum Halten gekommene Heilungsprozesse gezielt zu stimulieren. Dazu werden jene Zellen und Botenstoffe, die für Wundheilung und Geweberegeneration zuständig sind, aus dem Blut des Patienten isoliert, konzentriert und dann gezielt an geschädigte Sehnenstrukturen gespritzt.

Die Wirkungsweise der ACP- und Eigenbluttherapie beruht auf natürlichen Wachstums- und Heilfaktoren, die im Blut eines jeden Menschen vorhanden sind. So kommt es bei der Verletzung von Gewebe im natürlichen Heilungsprozess zur Ansammlung und Aktivierung von Blutplättchen, im Fachbegriff Thrombozyten, die relevante Wachstumsfaktoren und Proteine für die Blutgerinnung, Zellteilung und Narbenbildung freigeben. Diese natürliche Steuerung der Heilungsprozesse wird bei der Eigenbluttherapie gezielt genutzt.

Dafür isoliert man zunächst die Blutplättchen aus dem körpereigenen Blut und

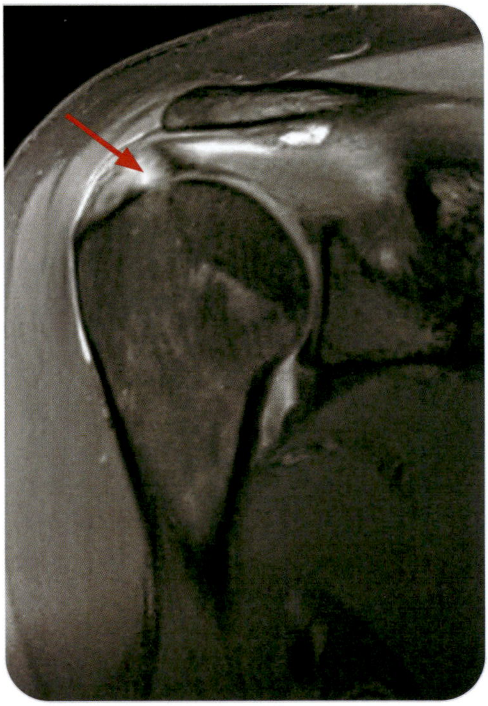

86: Nachweis einer Teilschädigung der Supraspinatussehne

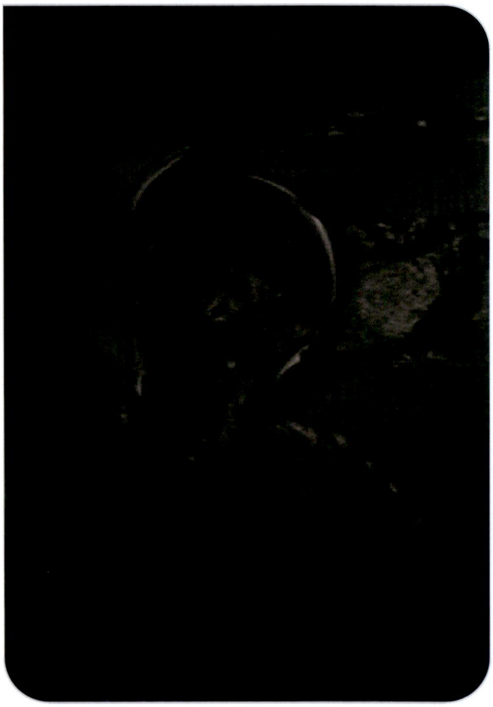

87: Nach 3-maliger Injektion von ACP hat sich der Sehnendefekt 3 Monate später vollständig repariert.

filtert zugleich andere Blutbestandteile, die der Immunantwort und dem Sauerstofftransport dienen, heraus. Dieses Blutplättchen-reiche Plasma, engl. platelet-rich plasma (PRP), spritzt man dem Patienten bzw. der Patientin anschließend in das defekte oder geschädigte Gewebe. Auf ähnliche Weise funktioniert das ACP-Verfahren, bei dem jedoch bei der Aufbereitung des Eigenbluts auch die Blutplättchen aus dem entnommenen Blut entfernt und nur ihre Botenstoffe genutzt werden.

Nach der Injektion des eigenen, aufbereiteten Blutplasmas ist der Körper selbst in der Lage, die Reparatur des geschädigten Gewebes im Rahmen der natürlichen, aber stimulierten, Heilungsprozesse durchzuführen. Wie bei der Heilung eines Knochenbruchs können so die verletzten Sehnenstrukturen wieder zusammenwachsen.

Der Vorteil dieses biologischen Behandlungsverfahrens ist, dass es nahezu keine Nebenwirkungen hat, da hier ausschließlich körpereigenes Material verwendet wird. Auf Zusätze wie Kortison kann verzichtet werden. Damit kann auch eine Operation überflüssig oder die Heilung nach einer Operation weiter stimuliert werden (Abb. 86 und 87).

# Physiotherapeutische Behandlung

Die physiotherapeutische Behandlung soll Verletzungen heilen, aber auch die Körperwahrnehmung stärken und ist im Grunde nichts anderes als angewandte Anatomie.

Nach einer Verletzung oder Operation soll mithilfe von Physiotherapie möglichst der gesunde Zustand der Schulter wiederhergestellt werden, sie kann aber auch der Vorbeugung dienen. Durch die Therapie wird ein Gleichgewicht erzielt, sodass das Haus gerade und stabil dasteht, um in dem verwendeten Bild zu bleiben (vgl. dazu die Erklärung der Schulter im Kapitel »Die komplexe Anatomie der Schulter«, S. 12). Der menschliche Körper kann unglaublich viel ausgleichen, weshalb nicht jede unrunde Bewegung korrigiert werden muss. Schmerzen sollten jedoch als Warnsignal für einen drohenden oder schon bestehenden Schaden betrachtet werden, daher sollte man ihnen nachgehen.

Neben der Ursachenfindung ist es in der Physiotherapie entscheidend, einen Therapieansatz zu entwickeln, der den individuellen Bedürfnissen und Zielen des Patienten oder der Patientin entspricht. Am Ende ist es wichtig, dass er oder sie im Verlauf des Prozesses etwas über den eigenen Körper und die Auslöser der Beschwerden lernt und versteht, worauf es bei den Übungen ankommt.

Physiotherapie ist keine Wunderpille, die einem die notwendige Stabilität und muskuläre Kontrolle in das Schultergelenk drückt. Maßgeblich für ihre Wirkung und den Rehabilitationsprozess ist auch das Mitwirken des/der Betroffenen.

## Der Therapiebeginn – das Erstgespräch

Da die Schulter ein sehr komplexes und empfindliches Gelenk ist, kommt es auf viel Feingefühl an. Hier ist der fachlich geschulte Blick für das Detail wichtig, da eine flüssige Armbewegung aus vielen Einzelkomponenten besteht, die alle im richtigen Moment ineinandergreifen müssen. Ein Balanceakt, denn die Schulter ist anders als z. B. das Kniegelenk überwiegend muskulär geführt. Fällt ein Muskel oder Bindeglied im Gelenk-

### Dauer einer physiotherapeutischen Reha je nach Verletzung

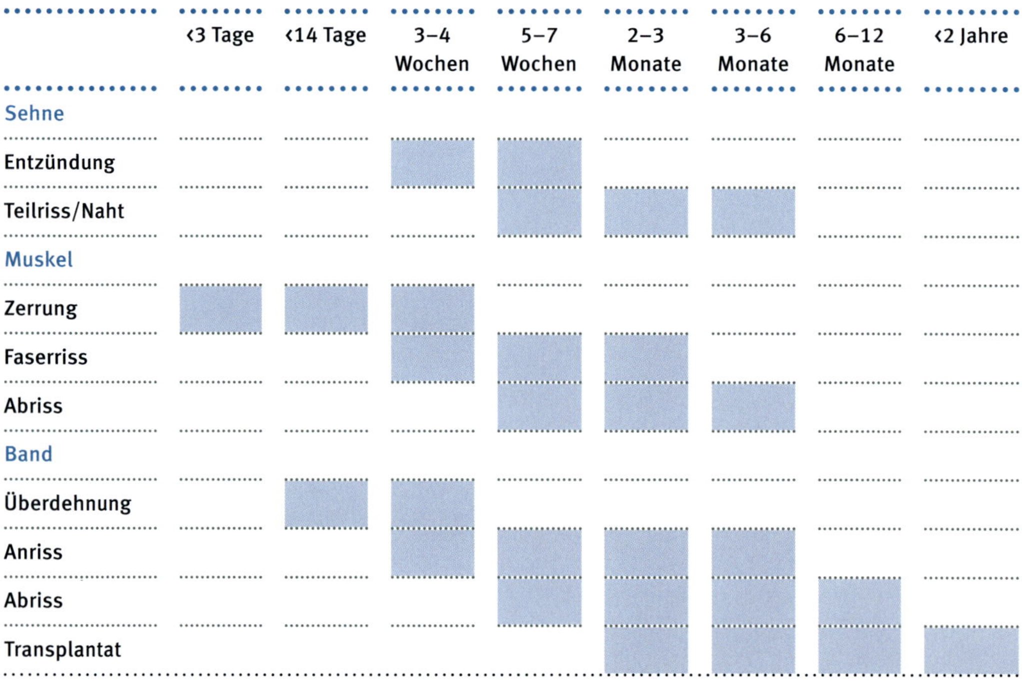


Daten basieren auf: Andrews et al. Physical Rehabilitation of the Injured Athlete (4th edition)

komplex aus, kann dies einen erheblichen Nachteil für die Gesamtbewegung darstellen. Daher ist es für den Heilungsverlauf wichtig, dass im Erstgespräch und der Untersuchung eine genaue Therapiegrundlage geschaffen wird.

## Ursachenerforschung und Aufklärung

Neben der körperlichen Untersuchung ist es im Hinblick auf den Heilungsverlauf zu Beginn wichtig, dass die Betroffenen zu ihrem Sport- und Alltagsverhalten befragt und zur Schulterproblematik selbst ausreichend aufgeklärt werden. Erfahrungsgemäß werden die notwendigen Therapiemaßnahmen im Rehaverlauf häufig besser umgesetzt, wenn man die Einflussfaktoren im Kontext der Symptomatik besser versteht.

Stimmen grundlegende Verhaltensweisen nicht, bringt auch der beste Therapieansatz nichts. Hilfreich bei der Erstellung des Therapieplans ist die Beantwortung folgender Fragen:

- Gab es ungewohnte Belastungssprünge für die Schulter im Training oder Alltag?
- Wurden ausreichend Regenerationspausen eingelegt?
- Wie ist das generelle Stresslevel und das Schlafverhalten?
- Welchen Belastungen soll die Schulter dauerhaft bei der Arbeit oder im Sport standhalten?
- Gibt es zeitliche Ziele für die Reha?

## Überwachung der Wundheilung

Auch wenn die Rehamaßnahmen schon begonnen haben, darf die Struktur der betroffenen Stelle und deren Wundheilung

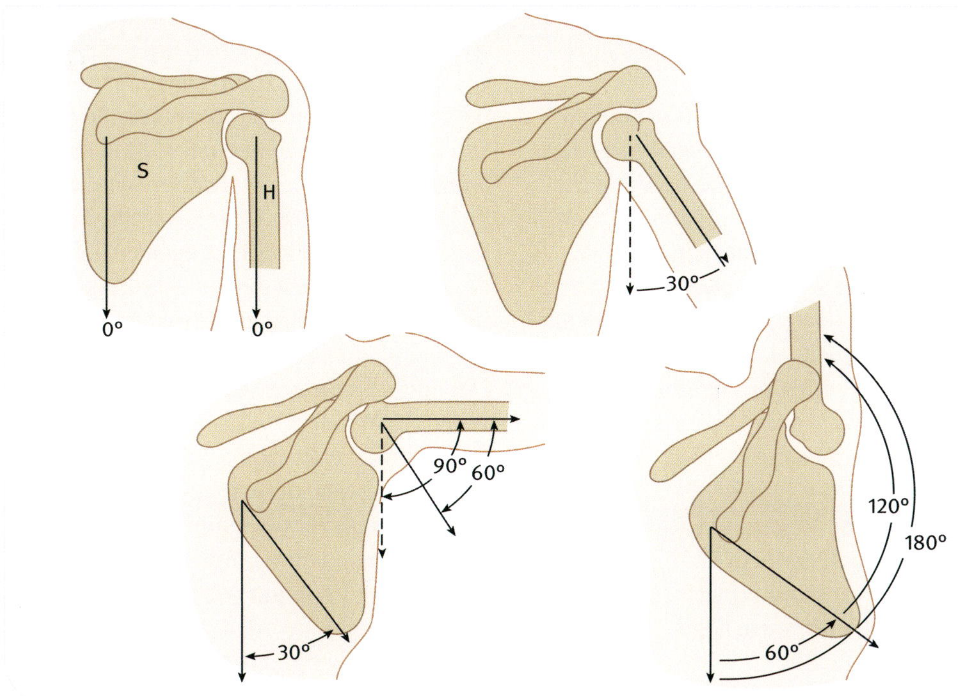


Hauser-Bischof C. Schulterrehabilitation in der Orthopädie und Traumatologie. Stuttgart: Thieme; 2002

88: Skapulohumeraler Rhythmus

nicht außer Acht gelassen werden. Muskuläre Überlastungen oder Entzündungen benötigen eine relativ kurze Heilungsdauer, verletzte Sehnen, Bänder oder Faserknorpel erholen sich jedoch deutlich langsamer. Neben traumatischen Verletzungen können Gelenkstrukturen auch durch falsche Bewegungsabläufe beschädigt oder gereizt werden. Wenn sich die Bewegungsabläufe verbessern, werden die Belastungen im betroffenen Gelenk besser verteilt, was zu einer raschen Schmerzfreiheit führen kann. Die nicht betroffenen Strukturen kompensieren den Schaden. Dennoch ist zu beachten, dass die Wundheilung der eigentlich beschädigten Struktur ihre Zeit benötigt, weshalb man die Rehaübungen über einen längeren Zeitraum weiter fortsetzen sollte.

## Körperliche Untersuchung

Vor Therapiebeginn werden bei einer Untersuchung insbesondere folgende Aspekte betrachtet:

**Skapulohumeraler Rhythmus** Damit wird das interaktive Zusammenspiel der verschiedenen Gelenkpartner des Schultergelenkes bezeichnet.

Beim Anheben der Arme in Richtung Decke sollten die Gelenkpartner in einem bestimmten Verhältnis miteinander agieren, um den vollen Bewegungsumfang der Schulter zu ermöglichen. Ein großer Anteil bei der Überkopfbewegung wird durch das Zusammenspiel von Kugelgelenk und Schulterblatt ermöglicht, jedoch müssen auch die kleinen Gelenke wie das Schultereckgelenk und das Sternoclaviculargelenk bei der Armhebebewegung mitwirken. Bei Schmerzen oder

Einschränkungen, vor allem im Bereich des Kugelgelenks, kann es zu einem sogenannten Vorlaufphänomen kommen. Damit bezeichnet man das vorzeitige Herausdrehen des Schulterblatts, wobei die Hebebewegung des Arms teilweise ausgeglichen wird, um die schmerzhafte Gelenkstruktur nicht zu reizen. Typischerweise zieht man dabei das Schulterblatt hoch zum Ohr. Ein geschulter Blick erkennt die Abweichungen im physiologischen Zusammenspiel. In der Theorie gibt es Richtwerte für den skapulohumeralen Rhythmus, das Schema in der Abbildung 88 soll sie verdeutlichen.

Dabei hängt in der Ausgangsposition (in der Abb. 88 oben links) der Arm locker herab, der Innenrand des Schulterblatts (der Margo medialis) und der Oberarm liegen nahezu parallel nebeneinander.

Beim leichten Anheben des Armes (in der Abb. 88 oben rechts) bleibt das Schulterblatt gegenüber der Wirbelsäule zunächst fast unverändert stehen.

Wird der Arm um 90° angehoben, dreht sich das Schulterblatt im Verhältnis von ca. 30° mit heraus (in der Abb. 88 unten links). Der 90°-Winkel wird also etwa zu zwei Dritteln aus der Bewegung des Oberarmkopfes vollzogen und zu einem Drittel aus der Bewegung des Schulterblattes.

Hebt man den Arm über den Kopf, muss sich das Schulterblatt noch deutlicher – auf bis zu 60° im Vergleich zur Ausgangsposition – herausdrehen (in der Abb. 88 unten rechts). Hierbei bleibt das Verhältnis der Bewegungsanteile von Kugelgelenk und Schulterblatt ungefähr gleich. Das Kugelgelenk muss sich im Verhältnis von 180° um etwa zwei Drittel mitbewegen, das Schulterblatt um etwa ein Drittel.

**Kraft und Beweglichkeit** Des Weiteren werden die betroffenen und umliegenden Gelenke im Vergleich zur gesunden Körperseite genau untersucht und auf Beweglichkeit, Kraftniveau und das Gefühl des Endanschlages getestet. Bei der Schulter ist nicht nur das Ausmaß der Beweglichkeit des Kugelgelenks in alle Richtungen entscheidend, sondern auch die der Schulterblätter und der Brustwirbelsäule. Letzteres gilt vor allem dann, wenn das Kugelgelenk der Schulter durch einen Unfall oder eine Operation noch gar nicht voll bewegt werden darf oder schmerzt. Denn es gibt immer Möglichkeiten, bei Schulterschmerzen therapeutisch wirksam zu werden: Alles, was in der Untersuchung schmerzfrei bewegt werden darf, sollte auch beübt werden. Neben der Beweglichkeit wird auch der Muskelkraft ein besonderes Augenmerk geschenkt – immerhin ist die Schulter ein muskulär geführtes Gelenk. Daher werden nicht nur die großen Muskelgruppen untersucht, sondern auch die Kraft der kleinen Stabilisatoren bewertet, die den Oberarmkopf in der Pfanne zentrieren.

**Die subjektive Körperwahrnehmung** Durch die Untersuchung und die Anamnese lässt sich auch die jeweilige Ausgangssituation der betroffenen Person einschätzen. Die Beweglichkeitsuntersuchung gibt schnell Aufschluss darüber, wie gut ihre Körperwahrnehmung ist. Einige Menschen haben sich bis zum Zeitpunkt der Schulterschmerzen noch nie intensiv mit der Position ihrer Schulterblätter am Rücken beschäftigt oder die Muskeln im Rückenbereich bewusst wahrgenommen. Diese Feinheiten spielen jedoch eine entscheidende Rolle bei der Schulterrehabilitation: In der Physiotherapie werden die Brustwirbelsäule und das Schulterblatt im übertragenen Sinne als Funda-

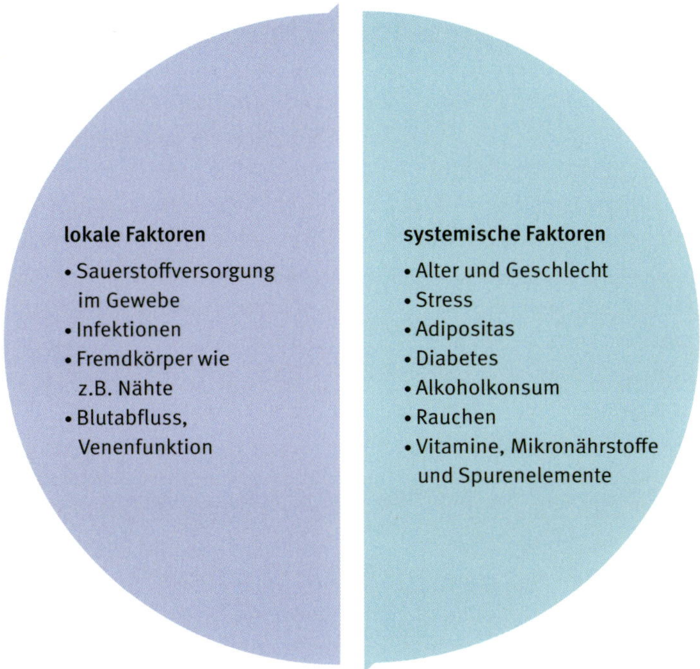


Daten basieren auf Guo S, Dipietro LA. Factors affecting wound healing. J Dent Res. 2010 Mar; 89(3):219-29

89: Einflussfaktoren des Heilungsprozesses nach einer Verletzung/Operation, Daten basieren auf Guo & Di Pietro (2010) Factors affecting wound healing.

ment betrachtet. Da die Schulterblätter an der Brustwirbelsäule befestigt sind, beginnt die Schulterfunktion bereits bei der Haltung, die maßgeblich von der Körperwahrnehmung und dem Muskelstatus des Rückens beeinflusst wird.

**Das Nervensystem** Die Vorgeschichte und die gründliche Untersuchung geben auch Aufschluss über den Zustand des Nervensystems. Hierbei geht es nicht nur um die zentrale Schmerzwahrnehmung und die Nervenleitfähigkeit in den peripheren Nerven, sondern auch um die Regulation des sogenannten autonomen Nervensystems – neben unserem Gehirn ein wichtiger »Alarmwächter« im Körper.

Das autonome Nervensystem ist Teil des peripheren Nervensystems, das lebenswichtige Funktionen des Körpers automatisch und nicht willentlich beeinflusst. Es steuert eine Vielzahl von Prozessen wie die Atmung, Verdauung, Blutdruckregulation, Stoffwechsel und die Körpertemperaturregulation. Es beeinflusst auch das Bindegewebe, die Weitung und Verengung der Blutgefäße und die Empfindlichkeit von Schmerzrezeptoren.

Das autonome Nervensystem besteht aus zwei Hauptteilen: dem Sympathikus, der den Körper in bestimmten Situationen in Alarmbereitschaft versetzt, und dem Parasympathikus, der ihn wieder in den Ruhezustand führt. Beide Teile sind je nach Lebenssituation mehr oder weniger aktiv. Der »Alarmwächter« dieses Systems befindet sich in der Brustwirbelsäule und wird als Grenzstrang (Truncus sympathicus) bezeichnet. Er verläuft im Brustinnenraum neben den Rippenköpfchen und kann somit durch Atemübungen oder Beweglichkeit des Brustkorbs beeinflusst werden.

Bei einem Schmerzreiz gelangt die Schmerzinformation in den Grenzstrang. Der »Alarmwächter« bereitet sich mit jedem weiteren Reiz auf die Flucht vor. Eine gesteigerte Empfindlichkeit der Schmerzrezeptoren, erhöhte Spannung des Bindegewebes und reduzierte Durchblutung der kleinen Blutgefäße sind keine günstigen Voraussetzungen für eine optimale Wundheilung. Daher ist das Ziel der Therapie neben einer schmerzfreien Behandlung eine Dämpfung des Grenzstrangs. Hier können Beweglichkeitsübungen der Brustwirbelsäule, Entspannungsübungen oder Wärmetherapie positive Auswirkungen haben. Es ist auch wichtig, alle Rehabilitationsübungen möglichst schmerzfrei durchzuführen. Neben körperlichem und psychischem Stress können auch weitere Faktoren die Heilung beeinflussen, wie die Abbildung 89 verdeutlicht.

## Physiotherapeutische Behandlungen an der Therapiebank

Nach einer Verletzung entstehen Schmerzen im Bereich der Schulter häufig durch Schwellungen und Schutzspannungen. Der Körper reagiert mit einer Entzündungsreaktion, die zum Abheilen des Reizzustandes wichtig ist. Durch verschiedene Maßnahmen kann in der physiotherapeutischen Behandlung der Heilungsprozess unterstützt und der Stoffwechsel angekurbelt werden.

### Manuelle Lymphdrainage

Das Lymphsystem ist ein Teil des körpereigenen Abwehrsystems und spielt eine wichtige Rolle bei der Abwehr oder im Heilungsprozess von Krankheiten oder Entzündungsgeschehen wie Verletzungen, denn es transportiert Flüssigkeit und entstandene Giftstoffe aus dem Gewebe ab.

Durch die manuelle Lymphdrainage, eine Form der medizinischen Massage, wird der Lymphfluss im Körper angeregt. Damit können Schwellungen reduziert, das Immunsystem unterstützt und das venöse System entlastet werden. So fördert sie insgesamt die Wundheilung.

Dabei werden mit speziellen Grifftechniken vorsichtige, rhythmische Bewegungen durchgeführt, und zwar abwechselnd Pump- und Verschiebebewegungen in Richtung der zentralen Lymphknoten im Halsbereich. Um dieses Abflusssystem freizuräumen, wird zunächst der zentrale Hauptabfluss (Terminus) der Lymphe ins Blutsystem im Halsbereich angeregt. Auf dem Weg zum Terminus werden dann auch die Zwischenabflüsse im Axillarbereich – die Lymphknoten – mit kreisenden Bewegungen und unter Druck »freigepumpt« oder gepresst sowie mittels spezieller Verschiebetechniken der Haut die Lymphgefäße angeregt.

### Wärmetherapie

Wärme wirkt sich nachweislich positiv auf den Heilungsprozess und die Linderung von Schmerzen aus. Denn dadurch werden zum einen die Rezeptoren in der Haut stimuliert, die die darunterliegenden Blutgefäße öffnen, sodass die Sauerstoffaufnahme verbessert und ein schnellerer Stoffwechsel im Gewebe begünstigt wird.

Zum anderen lässt sich das vegetative Nervensystem positiv durch die Wärme beeinflussen. Mit Wärme wird der Parasympathikus, Gegenspieler zum Sympathikus, aktiviert und führt den gesamten Organismus in den Ruhemodus. So werden Gewebespannung, Durchblutung und Schmerzwahrnehmung positiv beeinflusst.

Für die Anwendung kommen verschiedene Möglichkeiten in Betracht. So kann Wärme großflächig über Strahlung an die Haut abgegeben werden, etwa durch Wärmeträger aus Paraffinwachs, Fangopackungen oder Heißluft. Alternativ oder ergänzend kann man z. B. mit einer heißen Rolle gezielt lokal bestimmte Stellen mit Wärme versorgen. Vor Beginn einer Wärmetherapie sollten akute entzündliche Prozesse oder Infektionsgeschehen unbedingt ausgeheilt sein bzw. ärztlicher Rat eingeholt werden werden.

### Manuelle Therapie und aktivierende Übungen

Technisch wird in der manuellen Therapie die Biomechanik der Gelenke positiv beeinflusst. Nicht nur die betroffene Struktur, sondern auch die umliegenden Gelenke und Weichteile, die diese bewegen, werden vom Therapeuten bzw. der Therapeutin in den Fokus genommen. Lokal bedingte Überlastungen können nämlich auch durch eine veränderte Beweglichkeit der umliegenden Gelenke beeinflusst werden.

Neben Problemen auf lokaler Ebene wird dabei auch der Zustand des Nervensystems auf der segmentalen Ebene geprüft – schließlich braucht jeder Muskel einen funktionierenden Nerv, der Reize gut weiterleiten kann. Im Schulter- und Armbereich können die peripheren Nerven durch muskuläre Engstellen beeinflusst werden, im Bereich der Wirbelsäule jedoch auch durch die Bandscheiben oder die knöcherne Situation. Auch das vegetative Nervensystem kann die Wundheilung und Schmerzwahrnehmung des Körpers beeinflussen und wird bei langanhaltenden Schmerzzuständen z. B. im Bereich der Brustwirbelsäule, in dem der Teil Sympathikus sitzt, der den Körper in Alarmbereitschaft versetzt, mit berücksichtigt und in die Behandlung eingeschlossen.

Mit der manuellen Therapie selbst werden die Gelenke und umgebende Strukturen entlastet, sodass diese bei Schmerzzuständen schon früh wieder bewegt werden können. Dabei werden die natürlichen Roll- und Gleiteigenschaften der Gelenkflächen in verschiedenen Bewegungsrichtungen nachempfunden und gezielt verbessert.

Die Behandlung sollte unbedingt schmerzfrei sein, damit das Nervensystem nicht gereizt wird und ein Umlernen von zuvor schmerzhaften zu schmerzfreien Bewegungen stattfinden kann. So werden Schutzspannungen der betroffenen und umliegenden Strukturen reduziert und das Gelenkspiel schrittweise wiederhergestellt.

Seit einigen Jahren entwickeln sich im Rahmen der manuellen Therapie zunehmend Ansätze, bei denen man versucht, Patienten und Patientinnen schon möglichst früh aktiv in die Behandlung einzubinden, sodass sie erzielte Funktionsgewinne in ihr bestehendes System integrieren und die Zeit der Fehl- oder Ausweichbewegungen so kurz wie möglich halten können. Denn je länger solche Kompensationsbewegungen ausgeübt werden, desto aufwendiger ist die Rückkehr zu »normalen« Bewegungsabläufen, weil jedes Glied in der Kette sozusagen neu programmiert werden muss, um diese in der Zukunft zu vermeiden.

# Eigenübungen für das Schultergelenk

Ob als Teil der Rehabilitation nach einer Verletzung oder Operation oder vorbeugend: Übungen für das Schultergelenk sind für jeden nützlich.

Da sich die Menschen in der heutigen Zeit immer weniger bewegen, wird auch die Schulter weniger mobilisiert und in der Folge fehlen Sehnen, Bändern und Gelenkknorpel häufig die Kapazitäten für eine anstehende oder unvorhergesehene Belastung. Dies hängt natürlich auch vom Alter und den individuellen Lebensumständen ab, aber mit den hier vorgestellten Übungen kann man die Schulter erfolgreich trainieren.

## Was man vor dem Training wissen sollte

Viele Verletzungen im Bereich von Muskeln und Sehnen sind – neben Unfällen – auf falsche Belastungsweisen zurückzuführen.

Muskelsehnen reagieren sehr empfindlich, sobald es zu einer Abweichung der gewohnten Belastungen kommt, und passen sich nur sehr langsam an, wenn sie stärker beansprucht werden. Einen Muskel kann man schnell trainieren, damit er kräftiger wird, aber eine Muskelsehne muss nach einer längeren Pause wieder über Wochen an die Kraft- und Zugverhältnisse gewöhnt werden. Erst mit entsprechenden Dehnreizen unter Muskelanspannung (Kontraktion) werden diejenigen Sehnenzellen angesprochen, die am Auf- oder Abbau des Sehnengewebes (Kollagensynthese) mitwirken.
In einem langsamen Prozess vernetzt sich dabei das Gewebe neu und der Sehnenquerschnitt verändert sich entsprechend. Um die Kollagensynthese optimal anzusprechen, ist es wichtig, beim Aufbautraining darauf zu achten, die Kontraktionsphase des Muskels über einige Sekunden zu halten. Neben den Muskeln und Sehnen benötigen auch die übrigen Gelenkstrukturen ausreichend Zeit, sich stufenweise an die geplante Belastung zu gewöhnen. Regelmäßige moderate Bewegung regt die Bildung von Schmierstoffen – sogenannten Proteoglykanen – an, die Bänder, Muskelfasern und Sehnen geschmeidig halten. Durch diese Schmierstoffe kann das Gelenk reibungsfreier gleiten. Durch eine regelmäßige dynamische Belastung

wird zudem der Gelenkknorpel ernährt und gestärkt, der in Ruhephasen und Sportpausen allmählich erweicht und in der Folge bei zu schnellen Belastungsanstiegen verletzungsanfälliger ist.

Der Schlüssel für eine erfolgreiche Kräftigung des Schultergelenks liegt daher in der Kontinuität. Führen Sie also in der Rehabilitation die Übungen konsequent aus und bleiben Sie geduldig.

## Allgemeines zu den Übungen

Wie bereits erläutert, handelt es sich bei der Schulter um ein komplexes Gelenk. Daher werden mit den hier gezeigten Übungen auf jeder Trainingsstufe alle wichtigen Aspekte einer gesunden Schulter angesprochen. Eine Schulter sollte immer in alle Richtungen und im Rahmen der Möglichkeiten bewegt und gekräftigt werden.

Unser Trainingskonzept umfasst drei Übungsmodule mit jeweils drei unterschiedlichen Schwierigkeitsstufen. So können Sie innerhalb jedes Moduls Ihre passenden Rehaübungen auswählen und sich entsprechend Ihrer Kapazitäten Ihre Reha individuell gestalten.

Am Beginn stehen Übungen, die einzeln und schrittweise durchgeführt werden sollten, um z. B. die Beweglichkeit zum Anziehen einer Jacke zu verbessern. Später kommen Übungen hinzu, die mehrere Aspekte der Beweglichkeit gleichzeitig abdecken und komplexer gestaltet sind.

### Schwierigkeitsstufen

Die Übungen sind in jeweils drei Schwierigkeitsstufen unterteilt, damit Sie sich leicht orientieren können, welche Übung für Sie die passende ist. Übungen in Stufe eins sind leicht umsetzbar und sehr sicher bzw. kaum fehleranfällig. Übungen der zweiten Stufe sind für diejenigen gedacht, die den Einstieg bereits gefunden haben und für die die Übungen keine Herausforderung mehr bedeuten. Übungen der dritten Stufe sind schwieriger und komplexer. Diese sollten erst im fortgeschrittenen Verlauf der Reha bzw. des Übungsplans durchgeführt werden. Sollten Sie beim Trainieren mit Übungen der Stufen zwei und drei unsicher sein, gehen Sie einfach eine Stufe zurück und nehmen Sie sich eine leichtere Übung aus dem Übungspool vor.

Die Übungen sind in drei Schwierigkeitsstufen unterteilt, die mit einem Punkte-System gekennzeichnet sind:

● leichte Übung, für den Einstieg gedacht

●● mittelschwere Übung, baut auf Einstiegsübungen auf

●●● schwierigere Übung, für Fortgeschrittene

So können Sie sich leicht die für Sie passenden Übungen heraussuchen.

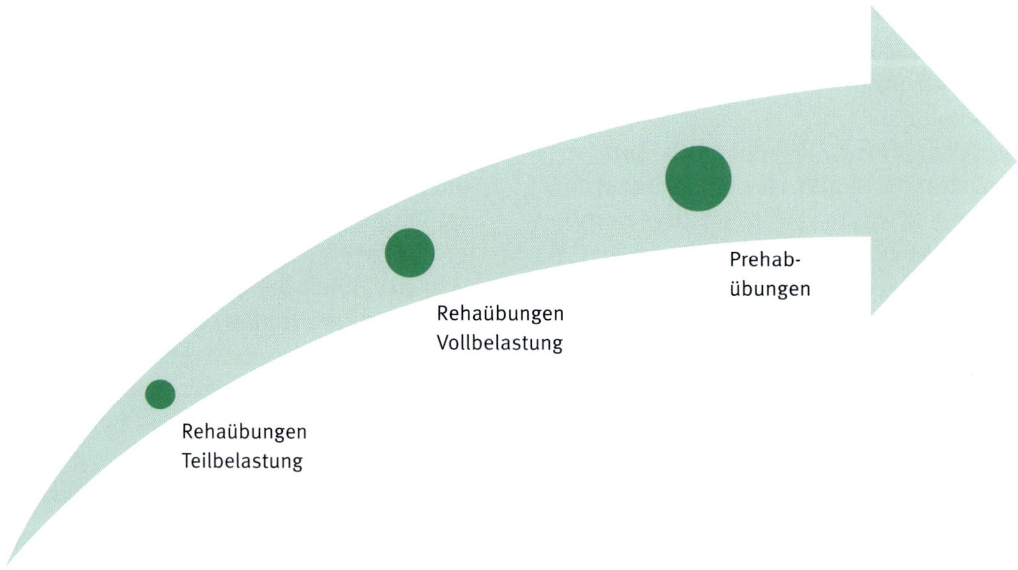


90: Steigerungsstufen für das Training

## Rehaprinzipien

Wenn Sie bei der Ausübung der Übungen unsicher sind, halten Sie immer Rücksprache mit Ihrem physiotherapeutischen oder ärztlichen Ansprechpartner, insbesondere wenn Sie Bewegungen in bestimmte Richtungen vorerst nur eingeschränkt ausführen dürfen bzw. wenn Verletzungen vorliegen.

Beachten Sie stets folgende Prinzipien:

### Bewegungen immer schmerzfrei ausführen

Es ist wichtig, dass Sie bei der Ausübung der Übungen keine Schmerzen empfinden. Sie sollten sich dabei sicher fühlen und nicht das Gefühl haben, dass sich etwas verschlechtert oder Ihre Schulter gereizt wird. Suchen Sie bei starken Schmerzen oder unerklärlichen Beschwerden Ihren Arzt oder Ihre Ärztin auf. Holen Sie sich Hilfe, wenn Sie Ihre Beschwerden mit unseren Übungen nicht in den Griff bekommen. Das Vertrauen in Ihre Schulter soll permanent steigen – orientieren Sie sich an dem Stufensystem und steigern Sie nach und nach den Schwierigkeitsgrad.

### Qualität vor Quantität

Lesen Sie zunächst immer aufmerksam die Beschreibung einer Übung durch und achten Sie darauf, dass Sie sie sorgfältig und korrekt durchführen. Wichtig sind auch die beschriebenen Feinheiten – achten Sie darauf, bei Übungen im Stehen und Sitzen den Oberkörper möglichst aufrecht zu halten und das Schulterblatt nicht zum Ohr hoch zu ziehen (das gilt auch für die Übungen im Liegen). Seien Sie geduldig mit sich. Häufig gelingt eine Beweglichkeitsübung bei den ersten Versuchen nicht wie gewünscht. Dasselbe gilt für das Kontraktionsgefühl der adressierten Muskeln und die Körperwahrnehmung hinsichtlich der Bewegungsabläufe. Betonen Sie bei jeder Übung unbedingt die Kontraktionsphase durch eine kurze Haltepause am Ende jeder dynamischen Wiederholung. Achten Sie bei jeder Ausführung auf ein gleichmäßiges, langsames und kontrolliertes Tempo und auf eine ruhige, gleichmäßige Atmung.

### Steigerungen

Richten Sie Ihr Trainingsprogramm auf 2–6 Monate aus. Im Verlauf dieser Zeit müssen Sie jedoch nicht jedes Mal die Anzahl der Ausführungen oder der Übungen steigern. Studien haben gezeigt, dass eine Verbesserung der Bewegungsangst oder der Schmerzwahrnehmung zu Beginn viel mehr zum Erfolg einer Reha beiträgt, als ein genau festgelegter Plan oder eine spezielle Trainingssteuerung. Mit diesem Buch wollen wir dazu beitragen, dass Sie schrittweise und kontinuierlich Vertrauen in Ihre Schulter gewinnen. Der Fokus der Übungen liegt auf der Wiederherstellung der Funktionalität – dem Zusammenspiel der Muskeln und Gelenkpartner. Grundsätzlich gilt, dass es sich eher lohnt, jeden zweiten Tag einen mäßigen Belastungsreiz zu setzen, anstatt die eigenen körperlichen Möglichkeiten oder das eigene Vertrauen in diese zu überfordern. Jede Übung verfügt über eine Wiederholungsempfehlung. Diese setzt sich aus einer Anzahl an Durchgängen und einem Spektrum an Wiederholungen zusammen.

Die Empfehlungen sollten schrittweise ausgebaut werden; hierbei ist es wichtig, erst die Anzahl der Übungssätze auszuschöpfen, bevor das Wiederholungsspektrum oder die Übungsintensität gesteigert wird.

Diese kann im Verlauf über ein höheres Zusatzgewicht, einen stärkeren Bandwiderstand oder eine höhere Wiederholungszahl gesteigert werden. Neben der Intensitätssteigerung ist es wichtig, sich neben den »Wohlfühlübungen« auch immer wieder an Übungen mit einem höheren Schwierigkeitsgrad zu versuchen.

### Anpassungen

Probieren Sie aus, wie Sie sich nach dem Training fühlen. Als Faustregel reichen zwei Beweglichkeitsübungen und zwei bis vier Aktivierungsübungen pro Trainingseinheit aus. Empfinden Sie eine Übung als zu schwierig, gehen Sie eine Stufe zurück und probieren Sie es mit einer leichteren Version. Insbesondere wenn Sie früher schon einmal mit Schulterschmerzen zu tun hatten, ist es wichtig, ein Feingefühl für die mögliche Übungsintensität und die passenden Schwierigkeitsstufen zum richtigen Zeitpunkt zu entwickeln. Sie sollten sich bei der Übungsauswahl auch immer die Frage stellen, wie weit Sie hinsichtlich der Übungskomplexität für Ihre Ansprüche im Alltag oder beim Sport kommen müssen. Bleiben Sie bei Ihrer Zielsetzung in einem realistischen Rahmen und konzentrieren Sie sich auf die Übungsmöglichkeiten, die für den Moment gut für Sie funktionieren.

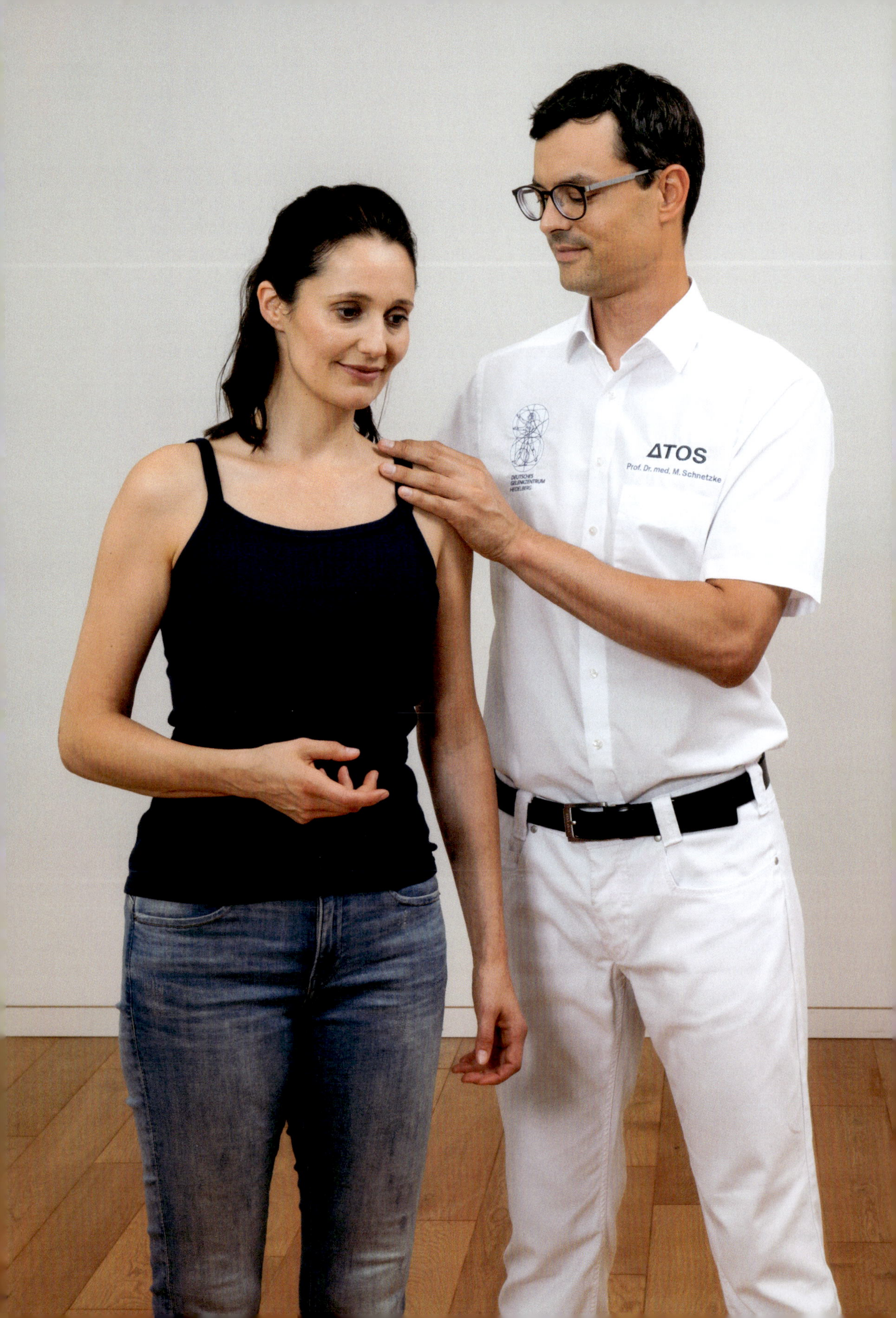
ΔTOS
Prof. Dr. med. M. Schnetzke

# Rehaübungen
## Teilbelastung

Die Übungen in diesem Kapitel sind für Sie geeignet, wenn Ihre Schulter noch beeinträchtigt ist oder Bewegungen teilweise noch Schmerzen auslösen, Sie aber schrittweise und schonend mit Schulterübungen beginnen sollen.

Einige Übungen zielen auf die Beweglichkeit der Brustwirbelsäule (das Erdreich) und Kräftigung der Rückenmuskulatur ab, die das Schulterblatt (das Fundament) stabilisiert (zum Bildvergleich lesen Sie im Kapitel Struktur des Schultergelenks, S. 10). Beide Faktoren sind wichtig, um eine Schonhaltung zu vermeiden. Erdreich und Fundament des Hauses sollen schließlich eine sichere und stabile Basis bilden.

Zudem enthält dieses Kapitel einfache Zentrierungsübungen für die muskulären Stabilisatoren am Gelenkkopf (Haus) sowie Pendelübungen, um die Gelenkschmiere zu verteilen, und einfache Kräftigungsübungen zum Trainingseinstieg, sodass jeder Muskel wie der Motor beim Autofahren überhaupt anspringt und funktioniert.

Verspüren Sie noch Schmerzen im Arm, kann man zusätzlich mit Wärmemaßnahmen die Durchblutung anregen und zugleich das Nervensystem positiv beeinflussen und so optimale Bedingungen für eine gute Wundheilung schaffen (mehr dazu erfahren Sie im Kapitel Behandlungen an der Therapiebank, S. 98).

Einige Übungen können Sie sich als Video ansehen, siehe S. 157

## Brustkorbbeweglichkeit im Sitzen

**Ziel** Mit dieser Übung sollen die Beweglichkeit Ihres Brustkorbs verbessert und die Rückenmuskeln aktiviert werden. Gleichzeitig werden auch Schmerzen im Schulterbereich gelindert.

**Ausgangsposition** Setzen Sie sich aufrecht vorne an eine Stuhlkante, drücken Sie den unteren Rücken nach vorne durch, halten Sie Ihr Becken aufrecht. Verschränken Sie Ihre Arme, greifen Sie über Kreuz an Ihre Schultern ❶.

**Ausführung** Drehen Sie Ihre Wirbelsäule langsam nach rechts und dann wieder zurück in die Ausgangsposition. Wiederholen Sie den Vorgang in die andere Richtung ❷. Stellen Sie sich bei jeder Wiederholung vor, dass Sie sie wie ein Handtuch auswringen möchten und halten Sie sich gerade. Leiten Sie die Drehung des Körpers durch die Drehung Ihres Kopfes ein.

**Variante** Bleiben Sie vorne an der Stuhlkante sitzen, lehnen Sie Ihr Becken aber noch weiter nach vorne und führen Sie Ihren Bauch Richtung Oberschenkel ❸. Drücken Sie in der Oberkörpervorlage nun Ihr Brustbein nach vorne durch ❹ und führen Sie die Drehung wie beschrieben aus. Stellen Sie sich dabei vor, Sie möchten einen Bleistift zwischen den Schulterblättern festklemmen.

**Wie oft?** Die Endstellung jeweils ca. 1–3 Sekunden halten; in jede Richtung 2–4 Durchgänge, jeweils 60 Sekunden

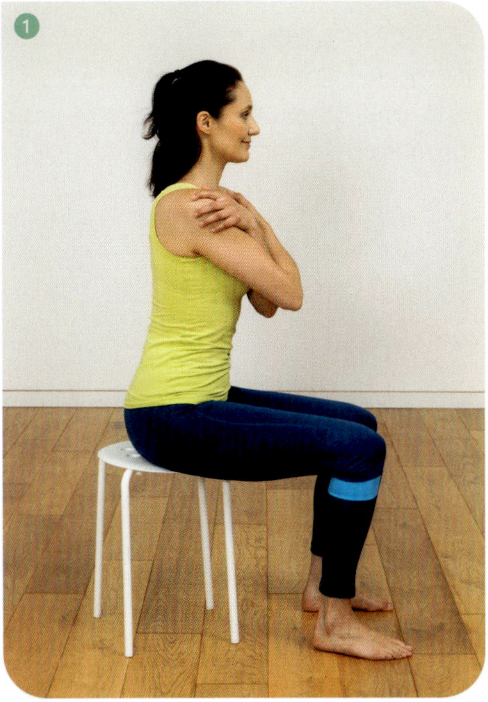
1

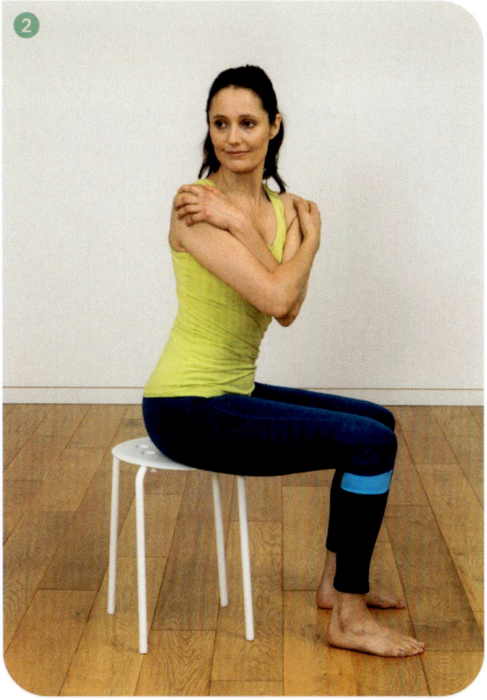
2

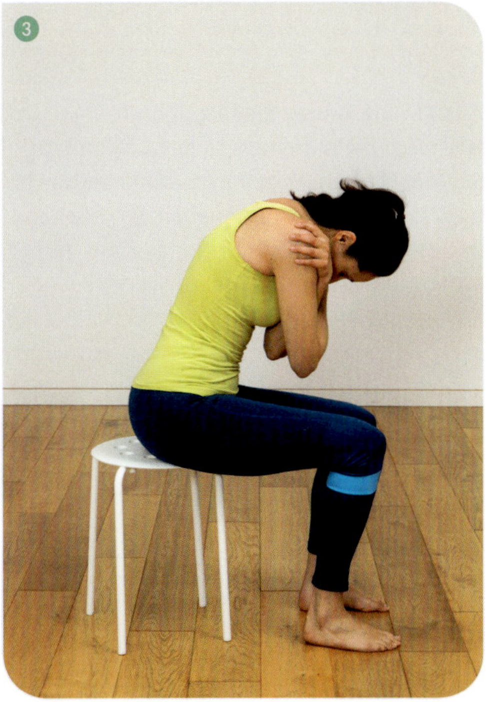
3

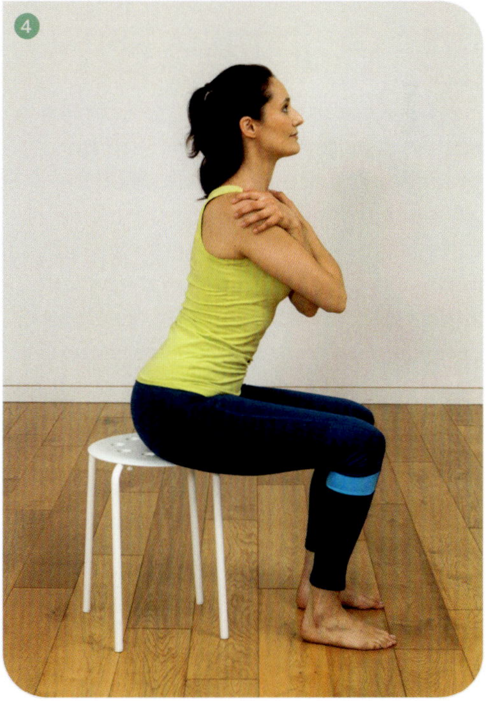
4

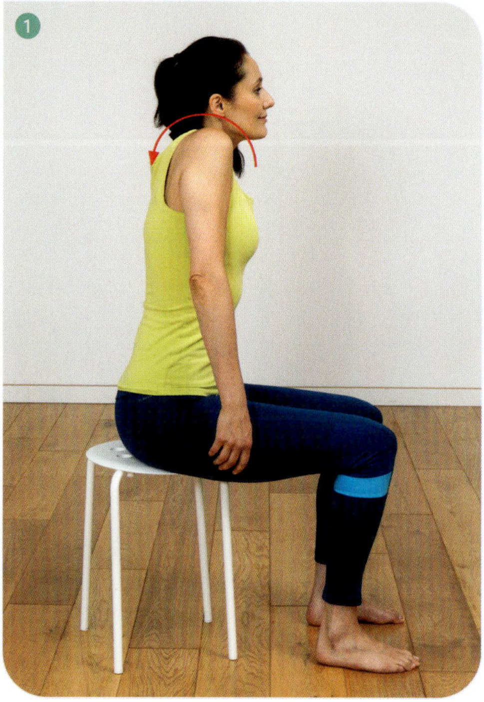


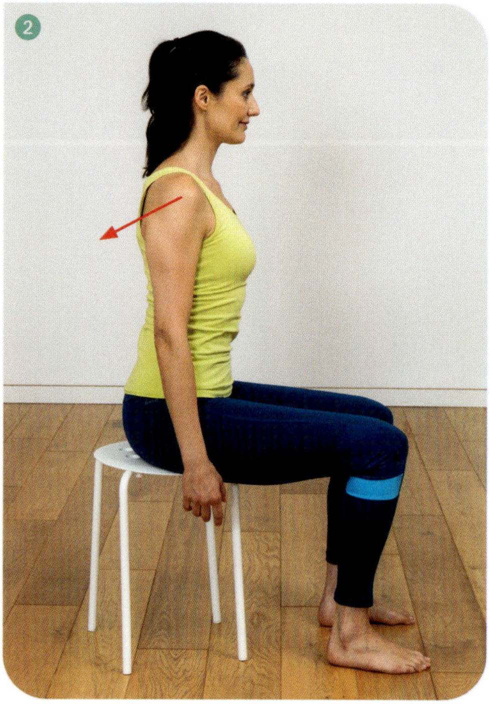


## Die Schultern lockern

**Ziel** Mit dieser Übung wird die Beweglichkeit des Schultergürtels in alle Richtungen trainiert und die Nackenmuskulatur gelockert. Insbesondere wenn man eine Orthese (etwa ein Abduktionskissen) tragen muss, aber auch bei Schmerzen, tut es oft gut, die Schulter zu kreisen, da der Nacken bei Schulterschmerzen häufig verspannt ist. Diese Übung lässt sich auch gut in den Alltag integrieren.

**Ausgangsposition** Setzen Sie sich aufrecht vorne auf eine Stuhlkante, drücken Sie den unteren Rücken nach vorne durch, halten Sie Ihr Becken und die Wirbelsäule aufrecht. Lassen Sie die Arme locker seitlich am Körper nach unten hängen.

**Ausführung** Ziehen Sie Ihre Schultern so weit wie möglich in Richtung Ohr 1. Spannen Sie Ihre Nackenmuskeln, die Ihr Schulterblatt in Richtung Ohr anheben, bewusst an und lassen Sie die Schultern langsam nach hinten unten kreisen, indem Sie die zuvor angespannten Muskeln bewusst loslassen 2.

**Wie oft?** 20 Kreisbewegungen, 2 Durchgänge

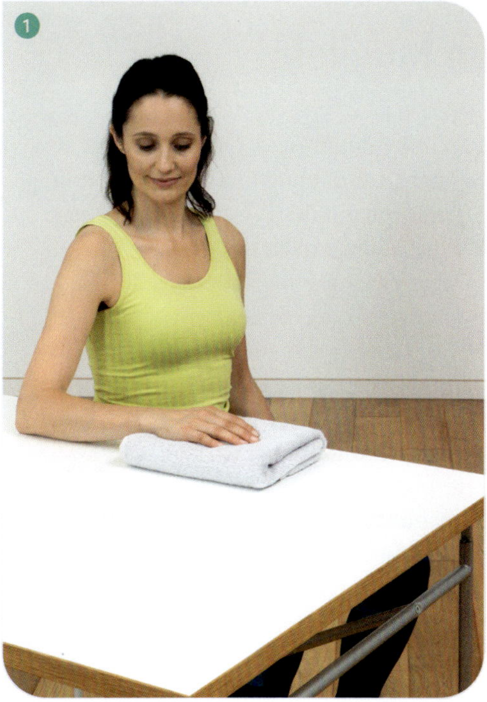


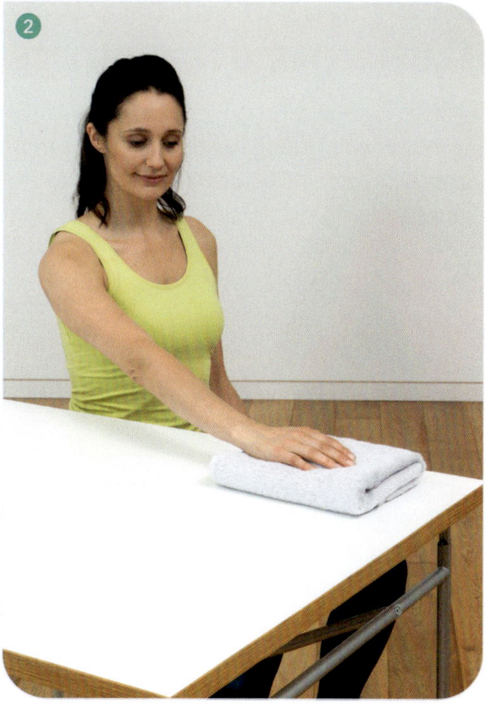


# Wischbewegung auf dem Tisch – Kräftigung des M. deltoideus

**Hilfsmittel** Handtuch

**Ziel** Diese Übung baut auf die Aktivierung der Innen- und Außenrotatoren im Sitzen auf und spricht den Deltamuskel mit an. Dieser ist zum Armheben wichtig und muss z. B. nach dem Einsatz einer Schulterprothese gezielt gekräftigt werden.

**Ausgangsposition** Setzen Sie sich an einen Tisch und legen Sie Ihren Unterarm unterhalb der Brust parallel zum Oberkörper vor sich auf ein Handtuch. Ziehen Sie Ihre Schulterblätter nach hinten unten, weg vom Ohr zur Wirbelsäule (1).

**Ausführung** Sitzen Sie aufrecht und ziehen Sie Ihr Schulterblatt nach unten. Bewegen Sie Schulterblatt und Oberkörper so wenig wie möglich und schieben Sie Ihre Hand auf dem Handtuch nun vorsichtig nach vorne (2). Leiten Sie eine kleine Kreisbewegung nach außen ein und kehren Sie in die Ausgangsstellung zurück.

**Wie oft?** 2–4 Durchgänge, 6–10 × wiederholen

# Staubsauger im Sitzen – Aktivierung der zentrierenden Muskeln

**Ziel** Mit dieser Übung werden die Rotatoren aktiviert, die den Oberarm in der Pfanne zentrieren.

**Ausgangsposition** Setzen Sie sich seitlich an einen Tisch und legen Sie Ihren Arm darauf ab, sodass Ihr Ellenbogen unterhalb der Brust abgespreizt wird. Ziehen Sie Ihre Schulterblätter nach unten ①.

**Ausführung** Stellen Sie sich vor, man greift Ihren Oberarm im Achselbereich und möchte ihn seitlich aus dem Gelenk herausziehen. Sie halten dagegen, indem Sie den Gelenkkopf zurück in die Gelenkpfanne »einsaugen«. Versuchen Sie sich vorzustellen, den Oberarmkopf in der Gelenkpfanne zu halten und immer wieder in Richtung Ihres Brustkorbs zu ziehen. Den Zentrierungsimpuls erkennt man in der hinterlegten Videosequenz sehr gut.

**Variante** Halten Sie den Oberarmkopf wie bei der Grundübung fest, stellen Sie den Ellenbogen auf dem Tisch auf ②. Heben Sie den Unterarm ab und führen Sie eine Wischbewegung aus, indem Sie ihn Richtung Bauchnabel und wieder zurück nach außen bewegen, aber nur so weit, dass Sie keine Schmerzen empfinden ③.

**Wie oft?** Grundübung: ca. 12 ×, den Zentrierungsimpuls 3–5 Sekunden betonen;
Variante: 60 Sekunden
Grundübung und Variante: jeweils 2–4 Durchgänge

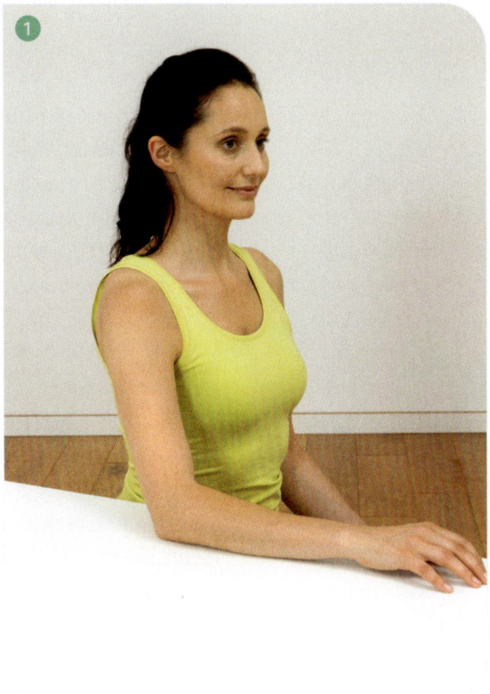
1

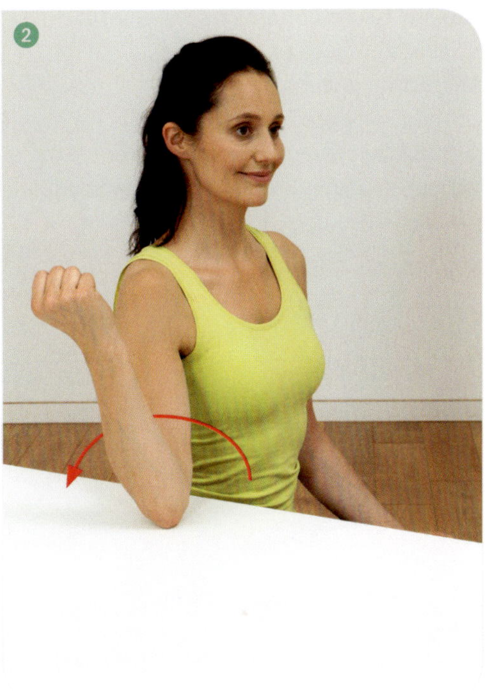
2

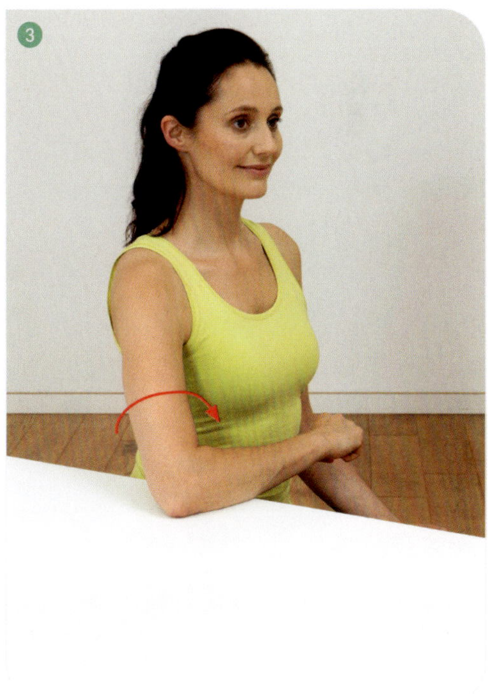
3

# Armpendeln im Stehen

**Hilfsmittel** eventuell ein Gewicht von 0,5–1 kg

**Ziel** Mithilfe dieser Übung wird die Verteilung der Gelenkflüssigkeit unterstützt und der Gelenkknorpel ernährt. Gleichzeitig werden die rotatorischen Muskeln angesprochen, die den Oberarmkopf in der Pfanne halten.

**Ausgangsposition** Stellen Sie sich am besten neben einen Tisch und stützen Sie sich mit dem nicht betroffenen Arm seitlich an der Tischkante ab. So pendelt Ihr betroffener Arm leicht nach vorne und das Schultergelenk nimmt seine Ruhestellung ein (der Oberarmkopf steht in einer optimalen Stellung zur Gelenkpfanne, wodurch Muskelsehnen und Bänder relativ wenig Zugkräften ausgesetzt werden) ❶.

**Ausführung** Lassen Sie den Arm und das Schulterblatt der betroffenen Seite locker hängen, ziehen Sie dann nur das Schulterblatt nach hinten unten zur Wirbelsäule und lösen Sie die Anspannung danach wieder in einem kontrollierten Tempo ❷. Stellen Sie sich zusätzlich vor, den Gelenkkopf einzusaugen (vgl. die Übung Staubsauger im Sitzen, S. 110). Der Ellenbogen bleibt dabei möglichst locker.

**Variante** Halten Sie die Position, wenn Sie das Schulterblatt nach hinten unten zur Wirbelsäule ziehen und »saugen« Sie den Gelenkkopf ein. Lassen Sie den Arm nun kreisförmig abwechselnd rechts und links herum pendeln ❸. Um die Wirkung dieser Übung zu verstärken, können Sie ein kleines Gewicht von 0,5–1 kg zum Pendeln nutzen.

**Wie oft?** Grundübung: Das Schulterblatt 5 Sekunden nach unten ziehen, dann die Anspannung vorsichtig lösen
Grundübung und Variante: jeweils 3–5 Durchgänge, 10–15 × wiederholen
Variante: In jede Richtung 3–5 Durchgänge, jeweils 60 Sekunden

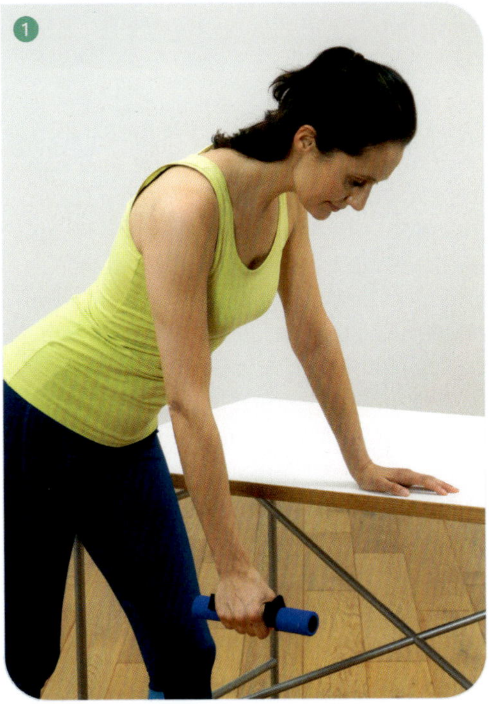
1

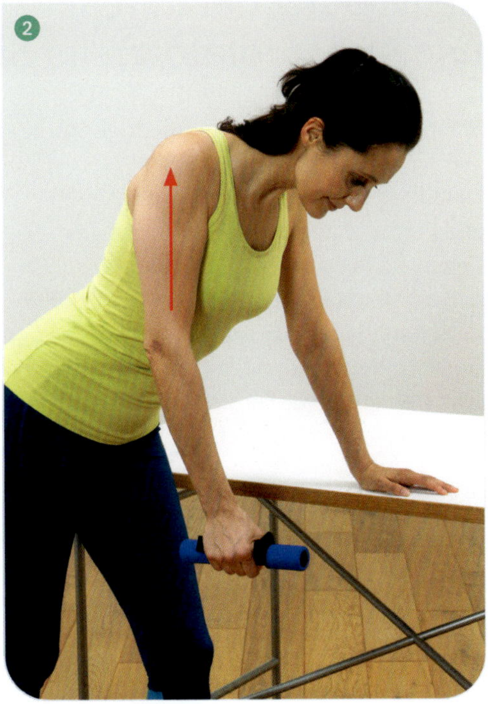
2

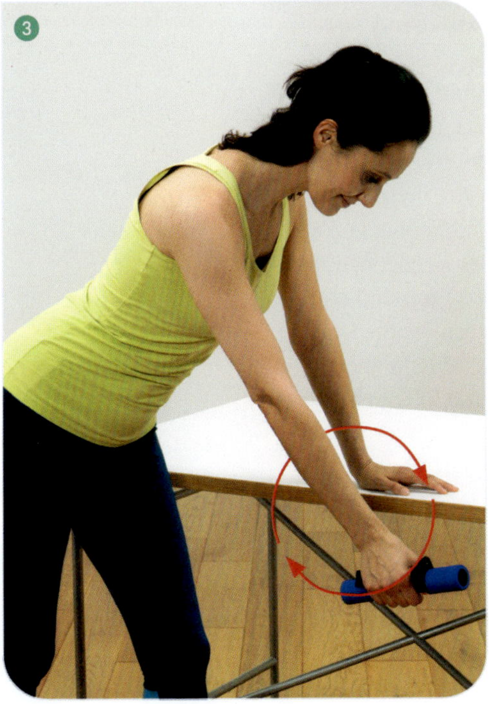
3

# Aktivierung der Innen- und Außenrotatoren im Sitzen

**Hilfsmittel** Gymnastikband (niedrige Stärke)

**Ziel** Mit dieser Übung werden die Außen- und Innenrotatoren aktiviert, ohne das Gelenk zu überfordern. Die Übung schließt sich an die »Staubsauger« (S. 110) an. Sollte sie Schmerzen verursachen, können Sie zunächst den Bandwiderstand halten (statische Übung), bevor Sie sich an der dynamischen Variante versuchen.

**Ausgangsposition** Setzen Sie sich an einen Tisch und legen Sie Ihren Arm darauf ab, sodass Ihr Ellenbogen ungefähr in Höhe unterhalb der Brust seitlich abgespreizt und leicht gebeugt wird. Dabei sollte die Hand so liegen, dass der Daumen nach oben zeigt.

**Ausführung: Außenrotation** Greifen Sie mit beiden Händen ein Gymnastikband, sodass es locker gespannt ist. Saugen Sie den Gelenkkopf in die Gelenkpfanne. Heben Sie lediglich den Unterarm etwas ab und bringen Sie das Band mit dem anderen Arm leicht auf Zug. Ihr zu beübender Arm wird nun tendenziell in Richtung Bauchnabel gezogen. Halten Sie zunächst statisch dagegen, d. h der Arm darf sich nicht bewegen und steht wie eingefroren fest. Steigern Sie die Übung, indem Sie den zu beübenden Arm gegen den Bandwiderstand (vgl. ❶ und ❷) nach oben außen bewegen.

**Ausführung: Innenrotation** Die Ausgangsposition ist dieselbe, spannen Sie aber nun das Band um den Tisch und fixieren Sie es, indem Sie sich daraufsetzen. Halten Sie zunächst statisch dagegen., d. h. der Arm darf sich nicht bewegen und steht wie eingefroren fest ❸. Steigern Sie die Übung, indem Sie den zu beübenden Arm gegen den Bandwiderstand in Richtung Bauchnabel bewegen ❹. Ihr Arm wird nun leicht nach oben außen gezogen. Führen Sie das Handgelenk in Richtung Bauchnabel und wieder zurück.

**Wie oft?** Jeweils 3–6 Durchgänge, 15–20 × wiederholen; oder das Band 20–40 Sekunden gegen den Widerstand halten

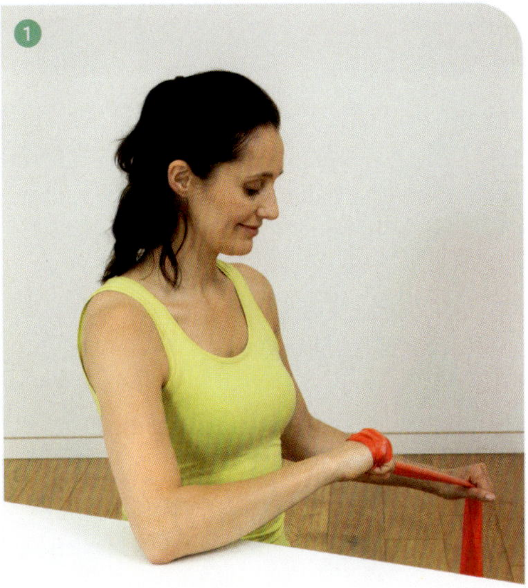
1

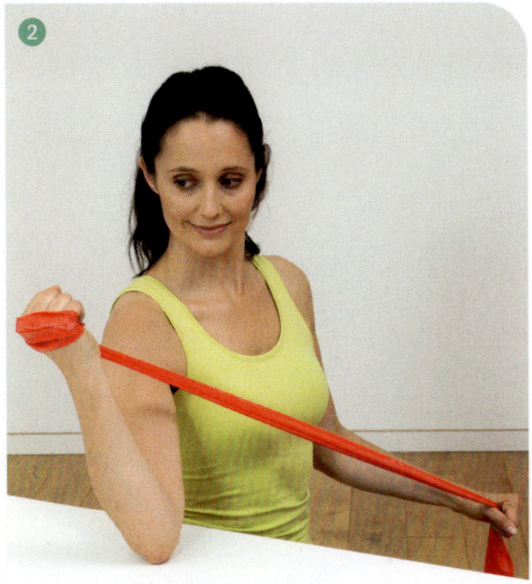
2

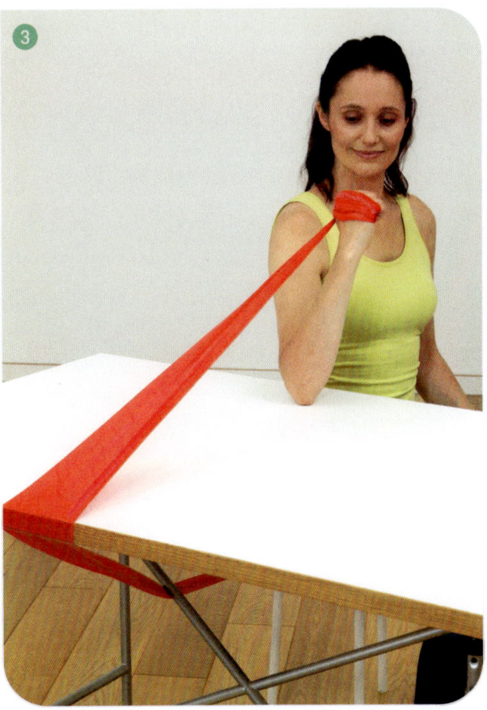
3

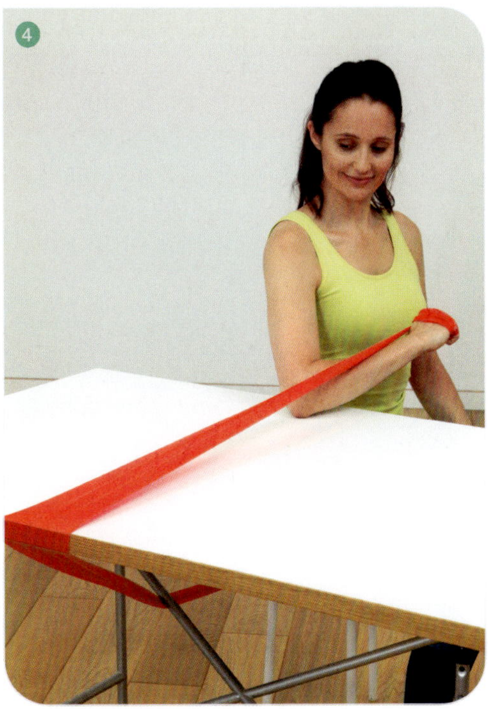
4

# Aktivierung des M. serratus anterior in Rückenlage

**Hilfsmittel** leichtes bis mittelschweres Gewicht

**Ziel** Die Übung dient der Aktivierung der kleinen Stabilisatoren am Oberarmkopf. Durch das Herausschieben des Schulterblatts wird der vordere Sägemuskel (M. serratus anterior) aktiviert, der das Schulterblatt am Brustkorb führt und fixiert. Führen Sie sie zunächst ohne Gewicht aus und nehmen Sie es erst dazu, wenn Sie sich sicher fühlen.

**Ausgangsposition** Legen Sie sich auf den Rücken, positionieren Sie Ihren zu beübenden Arm gestreckt wie eine Säule direkt über dem Schultergelenk. Zum Erlernen der Bewegung benötigen Sie noch kein Gewicht, mit mehr Übungssicherheit können Sie die Ausführung wie auf den Abbildungen gezeigt mit Gewicht durchführen.

**Ausführung** Heben Sie den betroffenen Arm nach oben und ballen Sie die Hand zu einer Faust ①. Schieben Sie sie nun über das Schulterblatt senkrecht nach oben zur Decke. Der Arm sollte während der gesamten Übung wie eine gerade Säule auf der zu bewegenden Schulter stehen bleiben ②. Wenn Sie dabei Schmerzen haben oder unsicher sind, stützen Sie den betroffenen Arm mit dem anderen ab.

**Wie oft?** 3 Durchgänge, 12 × wiederholen

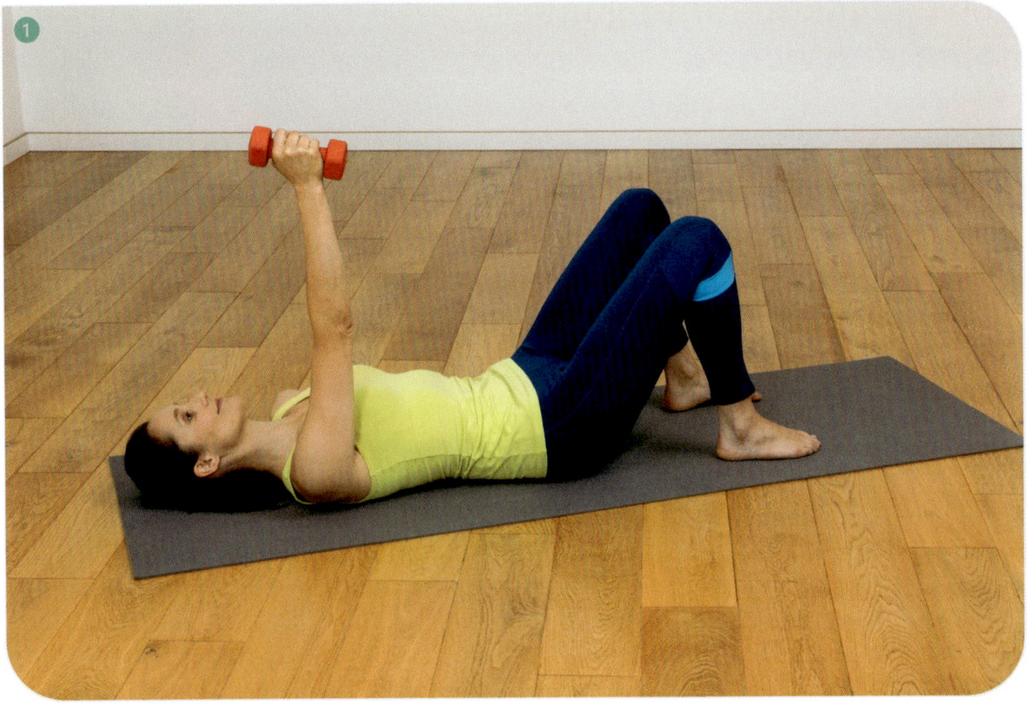

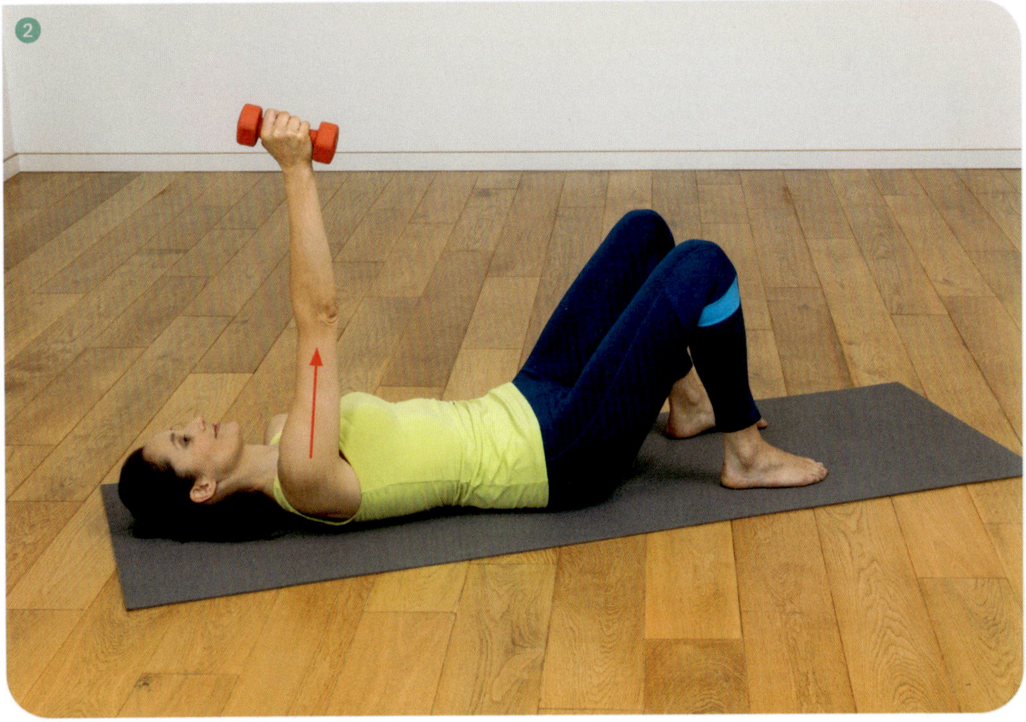

# Beweglichkeitsübung mit dem Handtuch

**Hilfsmittel** Handtuch

**Ziel** Die Übung hilft Ihnen, mit der Hand wieder an den Rücken fassen und z. B. leichter in eine Jacke schlüpfen zu können.

**Ausgangsposition** Setzen Sie sich aufrecht auf eine Stuhlkante, drücken Sie den unteren Rücken nach vorne durch, halten Sie Ihr Becken und die Wirbelsäule aufrecht.

**Ausführung: Horizontaler Zug** Legen Sie ein Handtuch hinter sich und greifen Sie mit den Händen jeweils eine kurze Seite davon. Ziehen Sie es hinter dem Rücken von rechts nach links und umgekehrt, als wollten Sie sich abtrocknen ①.

**Variante: Diagonaler Zug mit Schulterkreisen** Halten Sie das Handtuch nun so diagonal hinter dem Rücken, dass der eingeschränkte Arm in der unteren Position – auf Höhe des Gesäßes – bleibt. Ziehen Sie nun das Handtuch mit der nicht betroffenen Seite langsam hoch, sodass der betroffene Arm allmählich an die Grenze seiner Beweglichkeit geführt wird ②. Kreisen Sie in dieser Position das Schulterblatt der betroffenen Seite nach hinten und unten.

**Wie oft?** Horizontaler Zug: 2–4 Durchgänge in beide Richtungen, insgesamt 10 × wiederholen. Diagonaler Zug: 2–4 Durchgänge, insgesamt 10 × wiederholen. Zwischendurch jeweils eine kurze Pause einlegen.

1

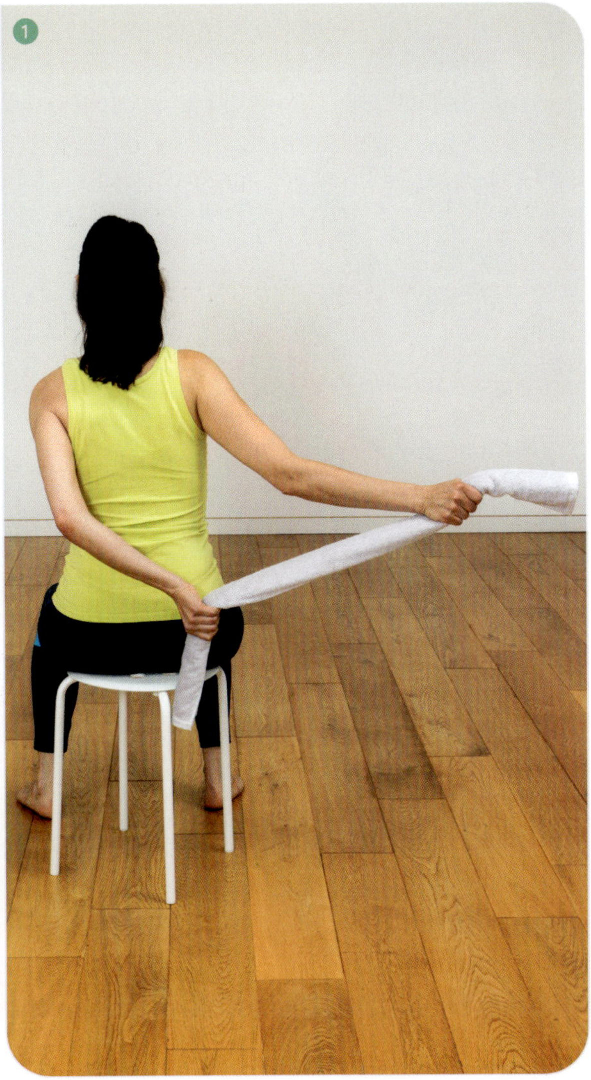

2

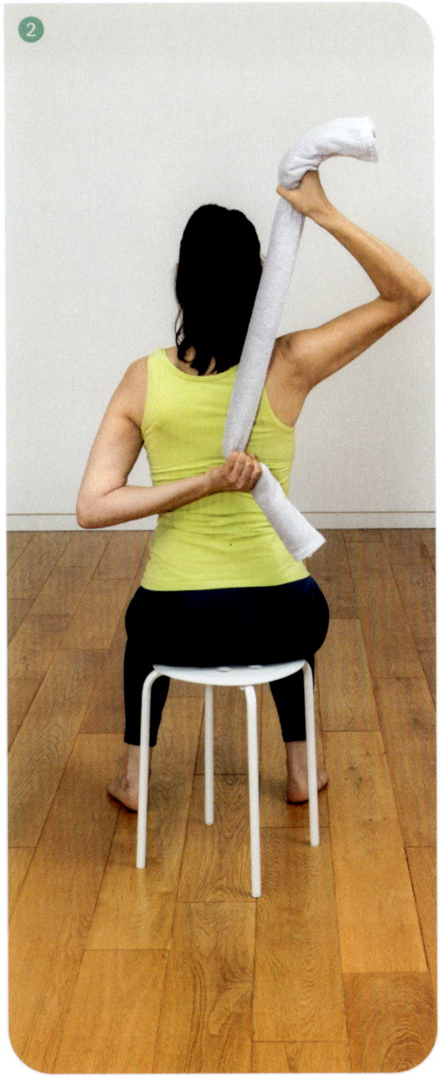

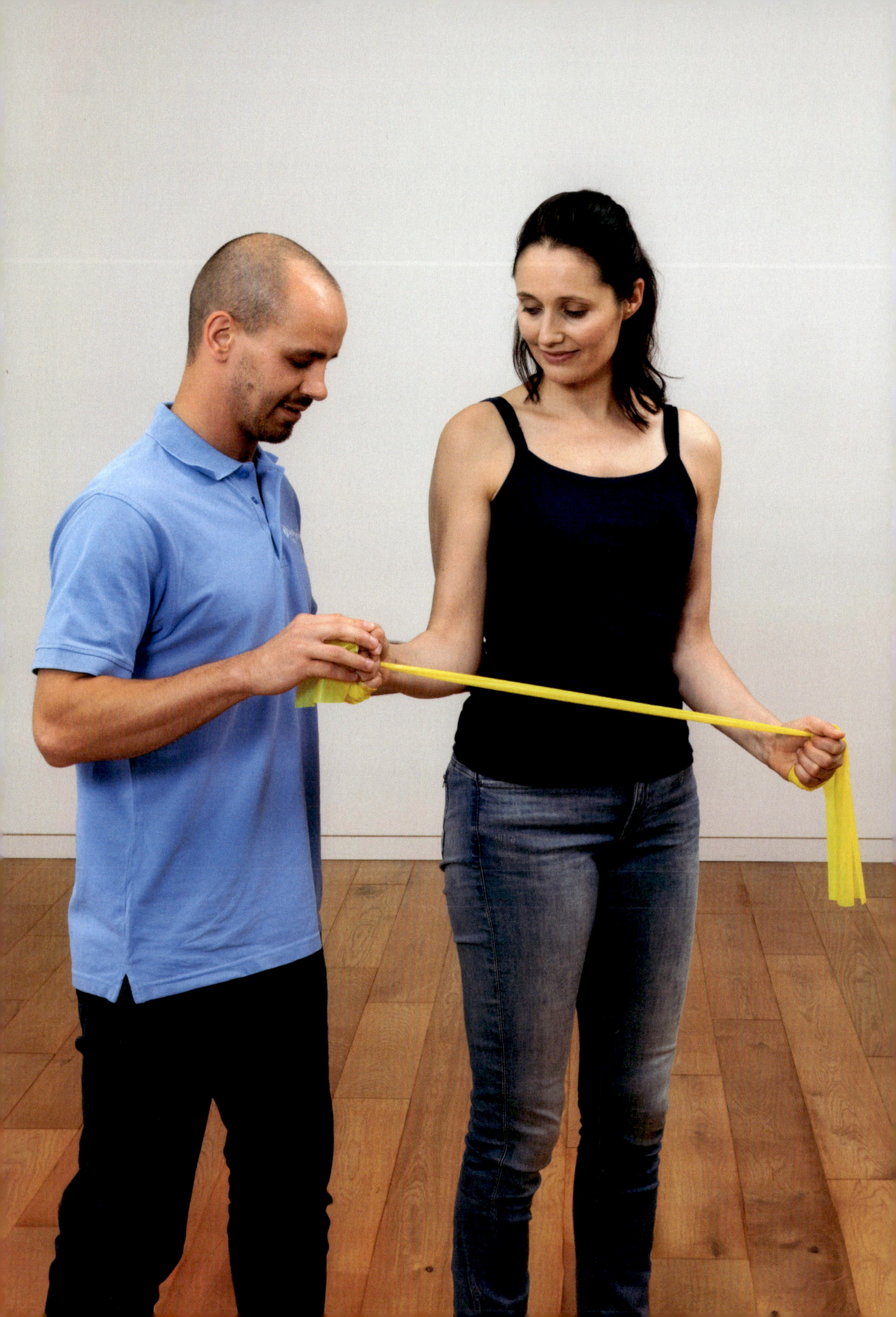

# Rehaübungen
## Vollbelastung

Die Übungen in diesem Kapitel sind für Sie geeignet, wenn Sie den verletzten oder operierten Arm wieder voll belasten dürfen und alle Übungen für die Teilbelastung gut gemeistert haben. Während mit den Übungen aus dem vorherigen Kapitel zunächst die Funktions- und Zugweise der Muskelgruppen grundsätzlich wiederhergestellt werden sollte, wird nun der Fokus auf eine Kräftigung der Schultermuskeln gelegt. Kraftübungen sollen die Muskulatur stärken und einzelne Muskelgruppen sollen sich wieder schrittweise an komplexere Bewegungen gewöhnen, damit Sie nach und nach wieder in die Lage versetzt werden, Alltagsbewegungen schmerzfrei und in gewohntem Ausmaß ausüben zu können.

Zudem vermitteln die Übungen Impulse, die Ihre Bewegungsabläufe (etwa den skapulohumeralen Rhythmus, S. 95) und Ihre Körperwahrnehmung noch gezielter beeinflussen. Sie sprechen die Schulterblattmuskeln in verschiedenen Armwinkeln so an, dass Ausweichbewegungen reduziert und die Beweglichkeit überwiegend wiederhergestellt wird.

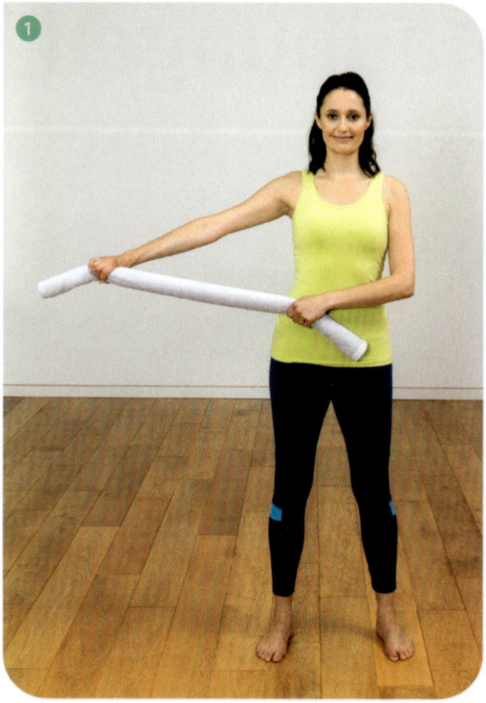

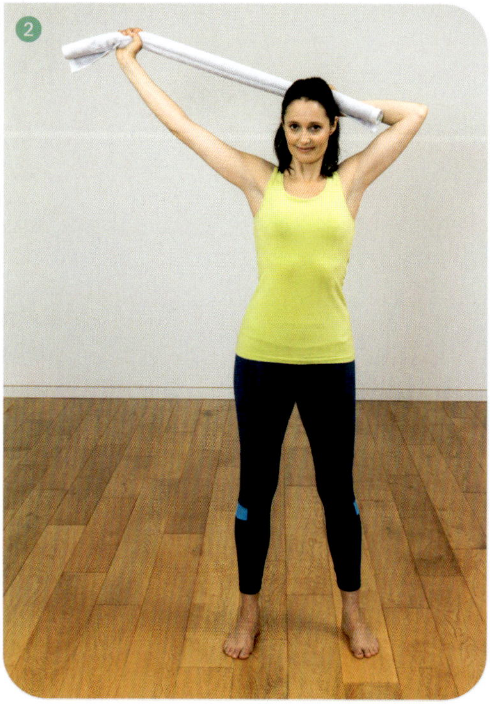

## Schulterrollen um den Kopf

**Hilfsmittel** Handtuch

**Ziel** Mit dieser Übung werden die Muskeln um das Schulterblatt und die Rotatorenmanschette gekräftigt. Wenn Sie Ihnen gut gelingt, können Sie den Schwierigkeitsgrad erhöhen und sie im Sitzen ausführen. Aber tasten Sie sich langsam heran, damit sie nicht zu dauerhaften Schmerzen führt.

**Ausgangsposition** Stellen Sie sich aufrecht hin, nehmen Sie die Enden des längs gefalteten Handtuchs in beide Hände und ziehen Sie es straff, sodass Ihre Arme etwa schulterbreit gestreckt sind.

**Ausführung** Führen Sie den nicht betroffenen Arm zur Seite, sodass der betroffene Arm zur Körpermitte gezogen wird ①. Führen Sie den nun angewinkelten, betroffenen Arm um Ihren Kopf herum ②. Strecken Sie den betroffenen Arm hinter dem Kopf wieder aus und kehren Sie anschließend wieder in die Ausgangsposition zurück.

**Wie oft?** 2–4 Durchgänge, insgesamt 10 × wiederholen

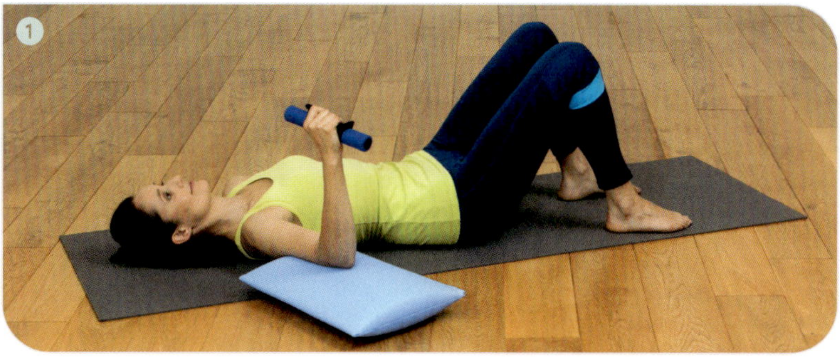

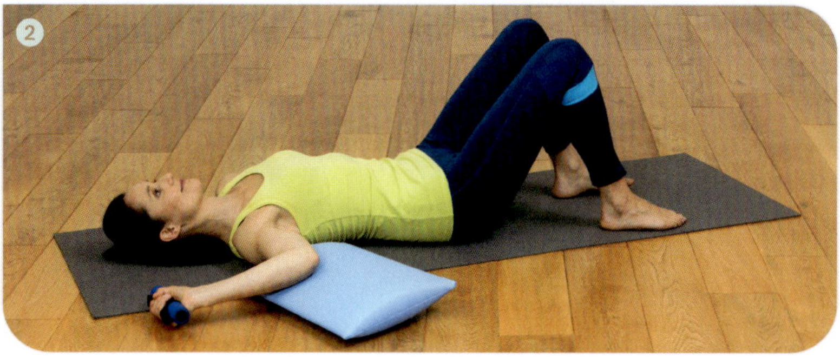

# Erweitern der Außenrotation in Rückenlage

**Hilfsmittel** kleines festes Kissen, Gewicht von 1–2 kg, Gymnastikband (sehr niedrige Stärke)

**Ziel** Mit dieser Übung können Sie die Außenrotation im Schulterbereich gezielt verbessern. Sie ist besonders für Überkopfbewegungen wichtig.

**Ausgangsposition** Legen Sie sich auf den Rücken und positionieren Sie Ihren zu beübenden Arm etwa auf Brusthöhe neben Ihrem Körper. Nehmen Sie das Gewicht in die Hand und heben Sie den Unterarm an, sodass er in Richtung Zimmerdecke zeigt. Ihr Ellenbogen ist und bleibt die ganze Zeit angewinkelt. Achten Sie darauf, dass Sie das Schulterblatt weg vom Ohr – nach unten zur Wirbelsäule – ziehen (1).

**Ausführung** Lassen Sie den Oberarm vom Gewicht in Richtung Ihres Hinterkopfes ziehen. Im Optimalfall berühren die Handknöchel in der Endposition den Boden (2). Halten Sie die Endposition 3–5 Sekunden und führen Sie den Arm dann langsam in die Ausgangsposition zurück (siehe Video).

**Variante** Führen Sie die Übung nun mit dem Gymnastikband anstatt mit dem Gewicht aus. Befestigen Sie dafür das Band an der Türklinke und ziehen Sie es aktiv in die beschriebene Endposition.

**Wie oft?** 2–4 Durchgänge, 10 × wiederholen

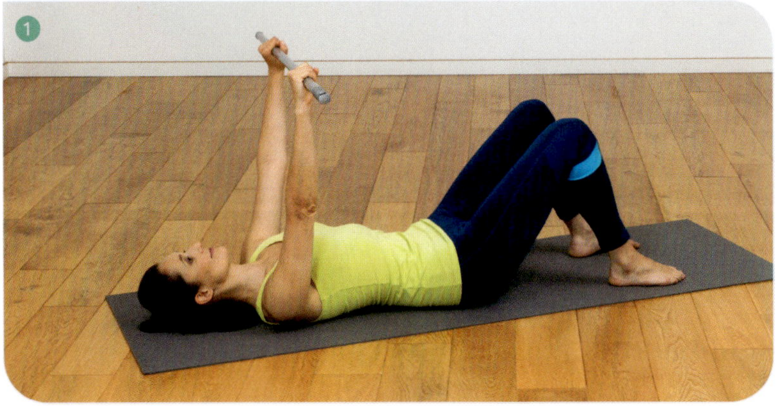

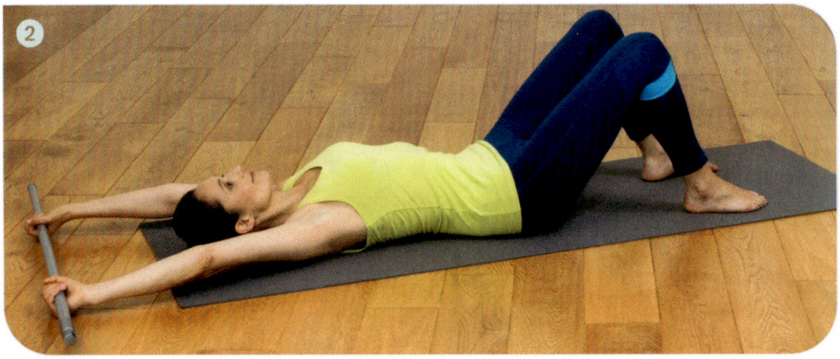

## Überzüge mit dem Stab in Rückenlage

**Hilfsmittel** Stab oder Besenstiel

**Ziel** Mit dieser Übung wird die Endbeugung des Schultergelenks trainiert. Durch die Ausgangsposition in Rückenlage werden potenzielle Ausweichbewegungen des Schulterblatts oder im Lendenwirbelbereich minimiert. Die Steigerungsvarianten im Sitz und in Bauchlage finden Sie im Kapitel Erhaltungsübungen (S. 138).

**Ausgangsposition** Legen Sie sich bequem auf den Rücken, verzichten Sie nach Möglichkeit auf ein Kopfkissen. Nehmen Sie den Stab in beide Hände, greifen Sie ihn mit weit abgewinkelten Armen. Je enger Sie beieinander liegen, desto anspruchsvoller wird die Übung. Halten Sie den Stiel über dem Kopf ❶.

**Ausführung** Ziehen Sie die Schulterblätter nach hinten und unten zusammen, als würden Sie einen Bleistift dazwischen halten. Führen Sie den Stab langsam mit der Schwerkraft hinter den Kopf in Richtung Boden. Setzen Sie einen Endimpuls, indem Sie sich vorstellen, die Oberarme noch höher zu schieben. Halten Sie diese Position für 2 Sekunden ❷.

**Wie oft?** 3–5 Durchgänge, 8–12 × wiederholen

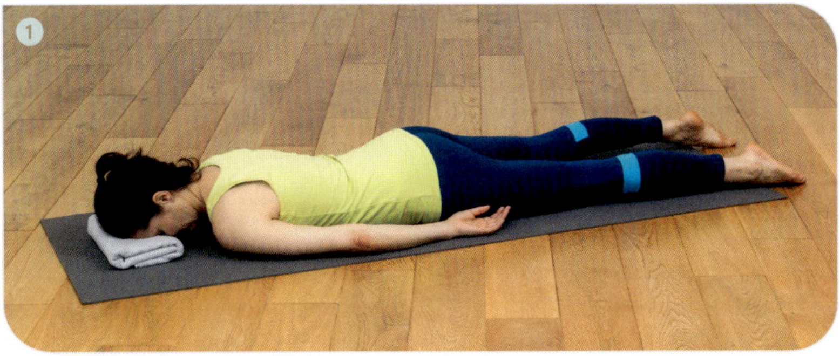


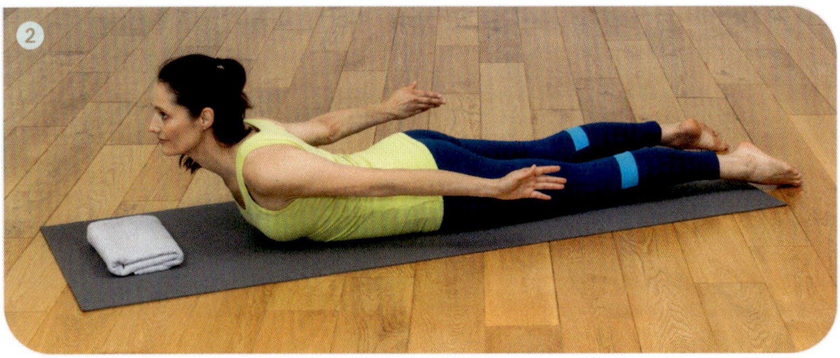




## Cobra – Streckung der Wirbelsäule in Bauchlage

**Hilfsmittel** Handtuch

**Ziel** Mit dieser Übung wird die Streckmuskulatur der Brustwirbelsäule gestärkt, damit sie beweglicher wird. Damit lässt sich gut eine Schonhaltung, etwa aufgrund von Schulterschmerzen, ausgleichen.

**Ausgangsposition** Legen Sie sich auf den Bauch und legen Sie Ihre Stirn auf einem gefalteten Handtuch ab, sodass Sie bequem liegen. Die Arme liegen neben dem Körper ❶.

**Ausführung** Ziehen Sie die Schulterblätter nach hinten unten zusammen, als ob Sie einen Bleistift zwischen ihnen einklemmen wollen. Heben Sie den Kopf und Brustkorb aus der Kraft der Rückenmuskulatur nach oben, schauen Sie nach vorne. Drücken Sie Ihr Brustbein nach vorne durch. Heben Sie Ihre Arme leicht ab, öffnen Sie die Schulter, indem Sie die Ellenbeuge nach außen drehen ❷.

**Wie oft?** 3–5 Durchgänge, die Endstellung jeweils 5–10 Sekunden halten

# Schneeengel in Bauchlage – Aktivierung der Schulterblattmuskeln

**Hilfsmittel** Handtuch

**Ziel** Mit dieser Übung wird das koordinierte Zusammenspiel zwischen dem Schulterblatt und dem Oberarm trainiert, dabei werden sowohl die Rotatoren als auch die Schulterblattmuskeln beansprucht (mehr dazu im Abschnitt Skapulohumeraler Rhythmus, S. 95). Zudem sensibilisiert sie für die Wahrnehmung der Rückenmuskulatur allgemein.

**Ausgangsposition** Legen Sie sich auf den Bauch und stützen Sie Ihre Stirn auf einem gefalteten Handtuch ab, sodass Sie bequem liegen. Legen Sie die Arme seitlich neben dem Körper ab ❶.

**Ausführung** Ziehen Sie zunächst Ihre Schulterblätter so weit wie möglich nach hinten unten und stellen Sie sich vor, Sie wollten einen Bleistift zwischen ihnen festhalten ❷. Halten Sie diese Position 2 Sekunden und lassen Sie die Schulterblätter dann wieder locker. Achten Sie darauf, dass Kopf und Brust dabei nicht angehoben werden. Wiederholen Sie dies als kleines Aufwärmprogramm 20 × und entwickeln Sie dabei ein Spannungsgefühl für Ihre Rückenmuskeln, das in der Endposition entsteht, und speichern Sie sich dieses gedanklich ein. Heben Sie nun die Arme etwas an, ohne dabei die Spannung zwischen den Schulterblättern zu lösen. Dabei dürfen die Hände nicht über die Höhe des Körpers gehoben werden. Drehen Sie die Ellenbeuge und Daumen nach außen in Richtung Decke, sodass sich die Schultern weiter öffnen. Spreizen Sie die Arme bis zur Höhe des Brustkorbs seitlich ab ❸. Das Anspannungsgefühl zwischen den Schulterblättern darf hierbei nicht verloren gehen oder nachlassen – das Schulterblatt bleibt hinten unten. Führen Sie die Arme im Anschluss wieder zurück, ohne die Spannung zwischen den Schulterblättern zu lösen ❹.

**Wie oft?** 3–6 Durchgänge, 6–8 × wiederholen

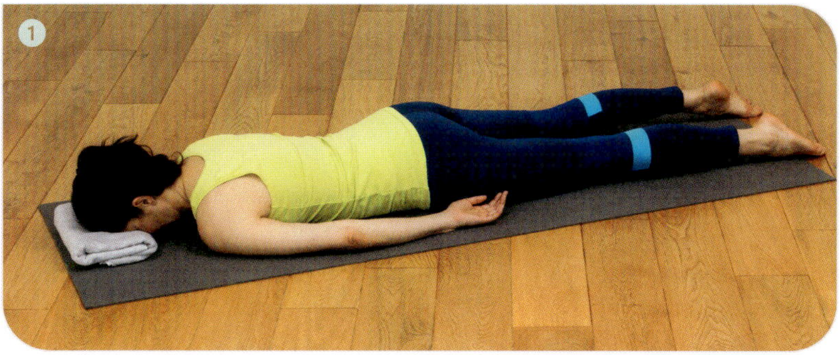
1

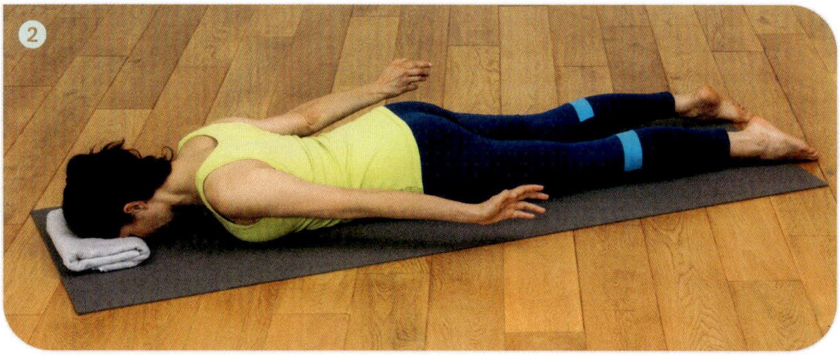
2

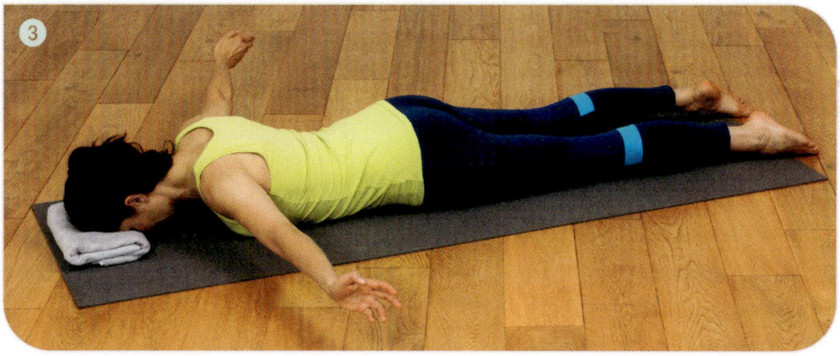
3

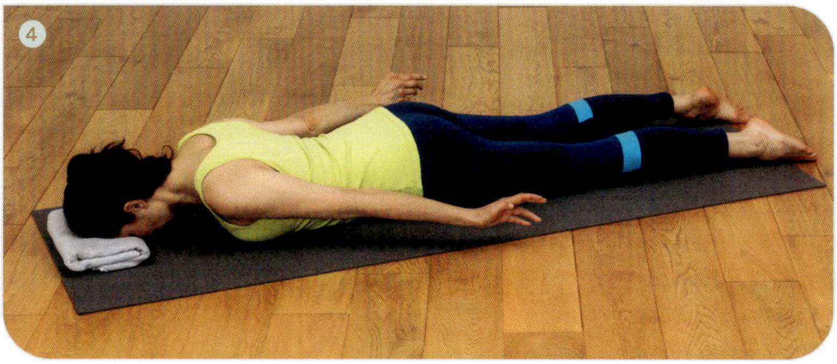
4

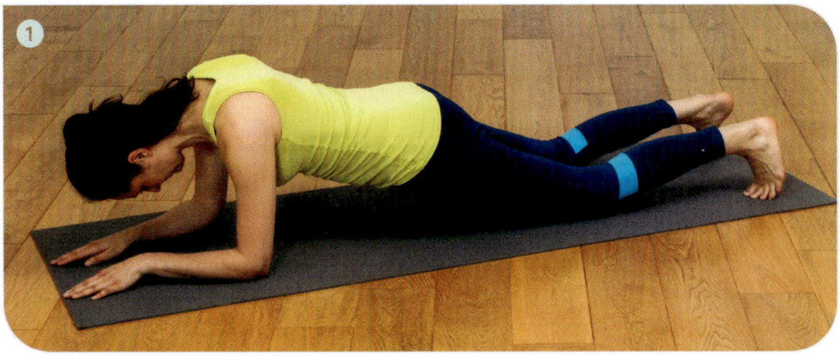

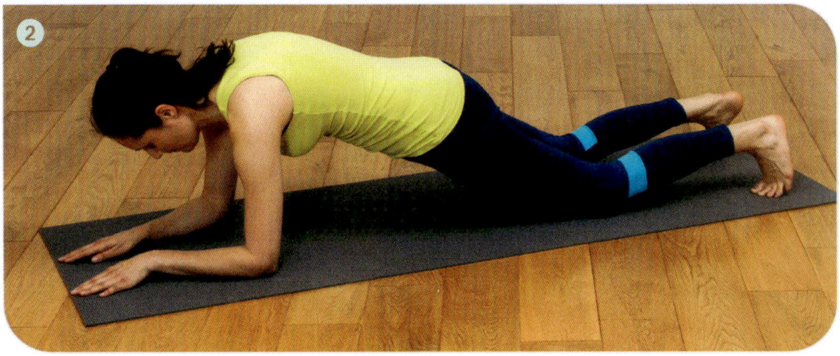

# Push-ups für den M. serratus anterior

**Ziel** Mit dieser Übung wird der M. serratus anterior gekräftigt, der das Schulterblatt mit dem Oberkörper verbindet (lesen Sie mehr zu diesem Muskel in Kapitel Schulterblatt-Brustkorb-Gelenk, S. 19). Diese Übung eignet sich auch für alle, die ihre Rückenmuskulatur bei anderen Übungen wie z. B. den Schneeengeln (S. 126) oder A-Pulls (S. 145) nicht gut spüren.

**Ausgangsposition** Stützen Sie sich so auf den Knien und Unterarmen ab, dass die Ellenbogen unter den Schultern stehen und die Hände möglichst nach vorne zeigen. Achten Sie dabei auf eine gute Bauchspannung – ziehen Sie Ihr Schambein zum Bauchnabel, um nicht ins Hohlkreuz zu fallen ①. Die Anspannung der Bauchmuskulatur ist wichtig, denn sie dient sozusagen als Anker für den zu trainierenden Muskel.

**Ausführung** Schieben Sie den Brustkorb allein mit der Kraft der Schulterblätter in Richtung Decke und halten Sie die Spannung für 3 Sekunden ②. Lösen Sie sie dann wieder und lassen Sie den Brustkorb nach unten sinken. Der Brustkorbimpuls ist im Video sehr schön zu erkennen.

**Wie oft?** 3–5 Durchgänge, 10–15 × wiederholen

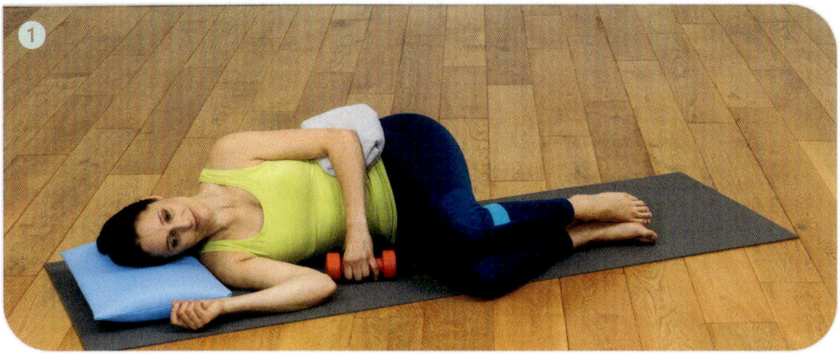


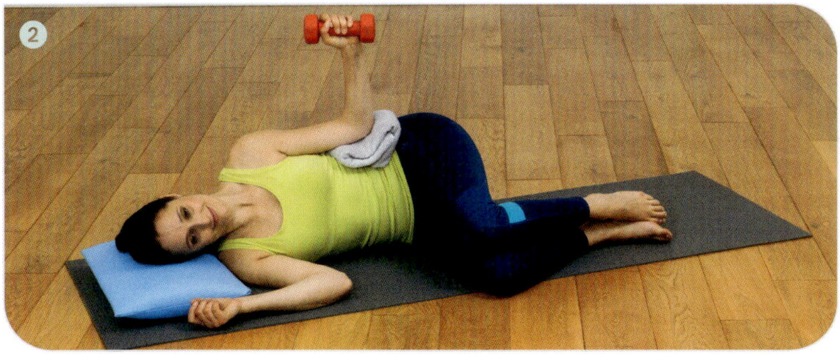


# Dynamische Aktivierung der Außenrotation in Seitenlage

**Hilfsmittel** kleines festes Kissen, Handtuch, leichtes Gewicht

**Ziel** Mit dieser Übung werden die Außenrotatoren, die den Oberarmkopf zentrieren und stabilisieren, gekräftigt.

**Ausgangsposition** Legen Sie sich auf die Seite und stützen Sie Ihren Kopf auf einem Kissen ab. Legen Sie den Ellenbogen des oben liegenden Arms auf der Taille ab und klemmen Sie das Handtuch dazwischen. Winkeln Sie den Unterarm zum Bauch hin ab ❶.

**Ausführung** Ziehen Sie das Schulterblatt nach unten und bauen Sie Spannung in der Schulterblattmuskulatur auf. Führen Sie den Unterarm so weit wie möglich nach oben in Richtung Decke, so entsteht eine Außenrotation im Schultergelenk ❷. Halten Sie die Stellung 2 Sekunden und führen Sie anschließend den Arm in die Ausgangsposition zurück. Achten Sie darauf, Ihr Schulterblatt dabei in Position zu halten.

**Wie oft?** 3–5 Durchgänge, 8–12 × wiederholen

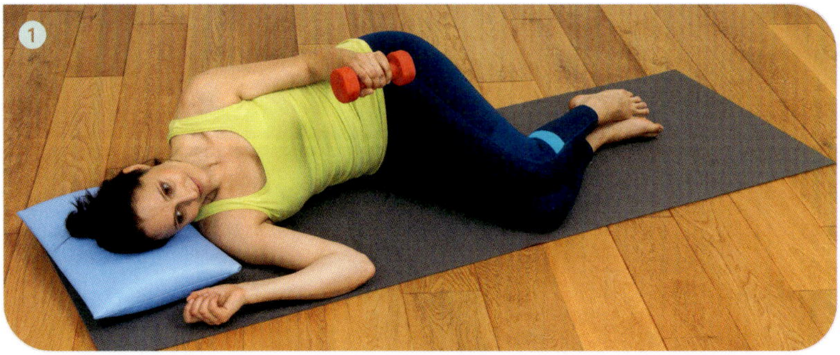

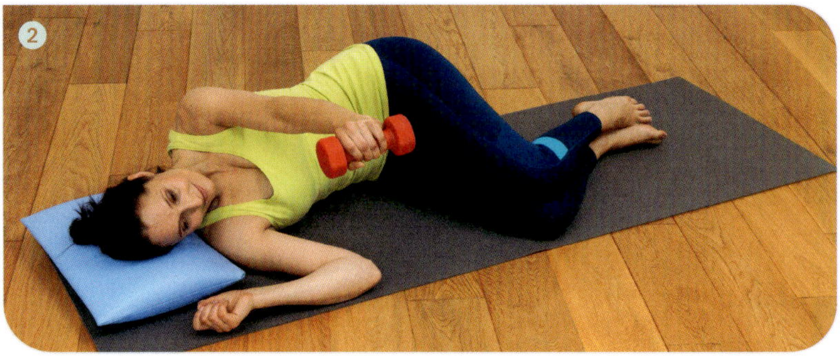

## Fechter in Seitenlage – Kräftigung der Außenrotation

**Hilfsmittel** kleines festes Kissen

**Ziel** Bei dieser Übung werden die Außenrotatoren, die den Gelenkkopf zentrieren, in verschiedenen Schulterwinkeln in Koordination mit dem Schulterblatt trainiert.

**Ausgangsposition** Legen Sie sich auf die Seite und stützen Sie Ihren Kopf auf einem Kissen ab. Legen Sie den oben liegenden Arm auf die Körperseite und winkeln Sie den Unterarm zum Bauch hin ab.

**Ausführung** Ziehen Sie das Schulterblatt nach hinten und unten und bauen Sie Spannung in der Schulterblattmuskulatur auf. Führen Sie den Unterarm nach oben in Richtung Decke bis auf Höhe des Ellenbogens, so entsteht eine Außenrotation im Schultergelenk ①. Strecken Sie den Arm nach vorne, ohne dass die Hand über die Schulter hinausragt. Die Position erinnert an einen Fechter ②. Halten Sie die Position kurz, beugen Sie den Ellenbogen und wiederholen Sie die Bewegung.

**Wie oft?** 3–5 Durchgänge, 6–10 × wiederholen

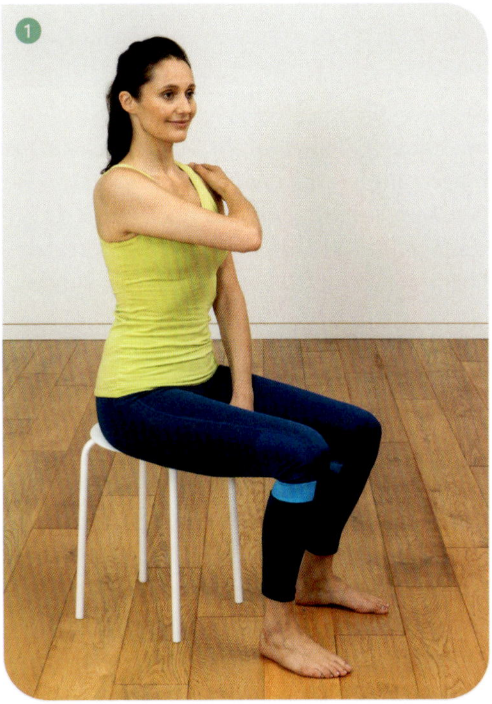


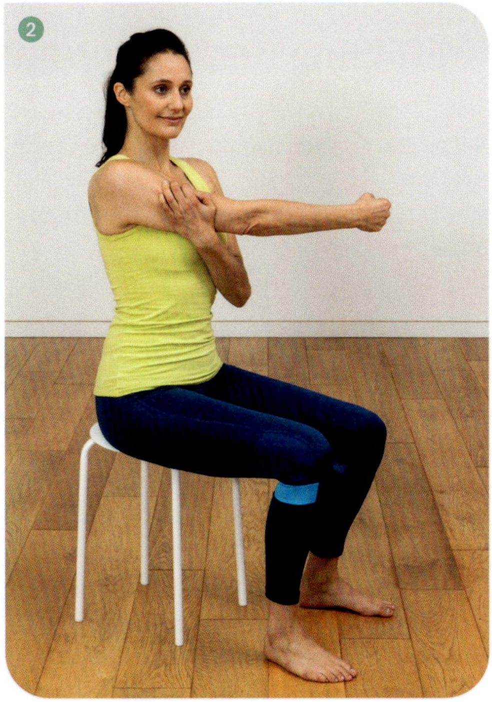


## Dehnung der Außenrotatoren

**Ziel** Als Pendant zur Übung für die Innenrotation werden mit dieser Übung die hintere Gelenkkapsel bzw. deren einstrahlende Muskeln – die Außenrotatoren – gedehnt und dadurch das Gelenkspiel erweitert. Wenn Sie sie regelmäßig ausüben, gelingt es Ihnen leichter, mit der Hand an den Rücken zu greifen.

**Ausgangsposition** Setzen Sie sich aufrecht auf einen Stuhl.

**Ausführung** Legen Sie den Arm der betroffenen Seite auf die gegenüberliegende Schulter (1). Greifen Sie dann mit dem anderen Arm den betroffenen Arm auf Höhe des Oberarms und ziehen Sie ihn Richtung Körpermitte (2).

**Wie oft?** 3 Durchgänge, dabei die Spannung jeweils 2 Minuten lang halten

# Fechter im Sitzen – Kräftigung der Innenrotation

**Hilfsmittel** Gymnastikband (niedrige Stärke)

**Ziel** Mit dieser Übung wird die Innenrotation beim Anheben des Arms trainiert. Sie ist besonders gut für alle, die Schwierigkeiten haben, ihren Arm auf den Rücken zu legen. Die Übung ist eine geeignete Anschlussübung zur Aktivierung der Innen- und Außenrotatoren im Sitz (S. 114).

**Ausgangsposition** Befestigen Sie ein Gymnastikband an einer geeigneten Stelle (z. B. Türklinke) und setzen Sie sich in einigem Abstand davon aufrecht auf einen Stuhl ①. Nehmen Sie das von außen gespannte Band in die Hand des zu beübenden Arms, der dabei angewinkelt neben dem Oberkörper anliegt ②.

**Ausführung** Ziehen Sie Ihr Schulterblatt nach hinten unten, weg vom Ohr und strecken Sie den Arm auf Schulterhöhe nach vorne ③. Das Schulterblatt darf in dieser gestreckten Position nicht nach vorne wandern. Führen Sie dann den Arm wieder in die Ausgangsposition zurück, ohne das Handgelenk nach außen ziehen zu lassen.

**Steigerung** Führen Sie den nach vorne ausgestreckten Arm weiter in Richtung Decke, halten Sie dabei die Spannung des Bandes aufrecht und achten Sie darauf, dass das Schulterblatt unten bleibt ④. Ziehen Sie dann den Arm langsam in die Ausgangsposition zurück, sodass der Ellenbogen wieder angewinkelt wird.

**Wie oft?** Grund- und Steigerungsübung: jeweils 3–5 Durchgänge, 8–12 × wiederholen

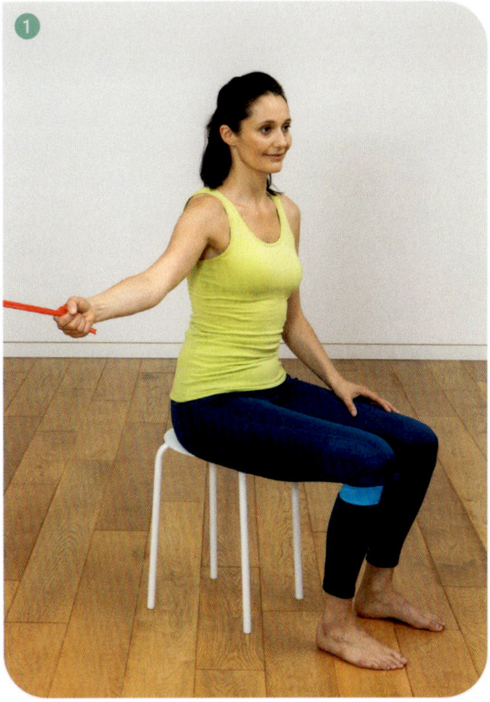
1

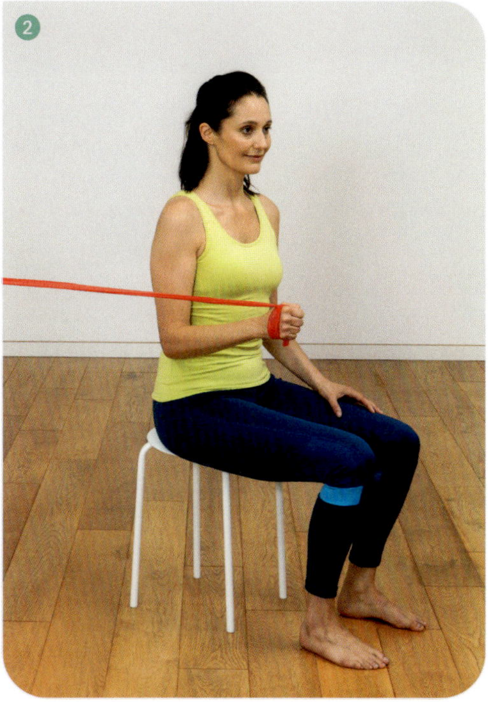
2

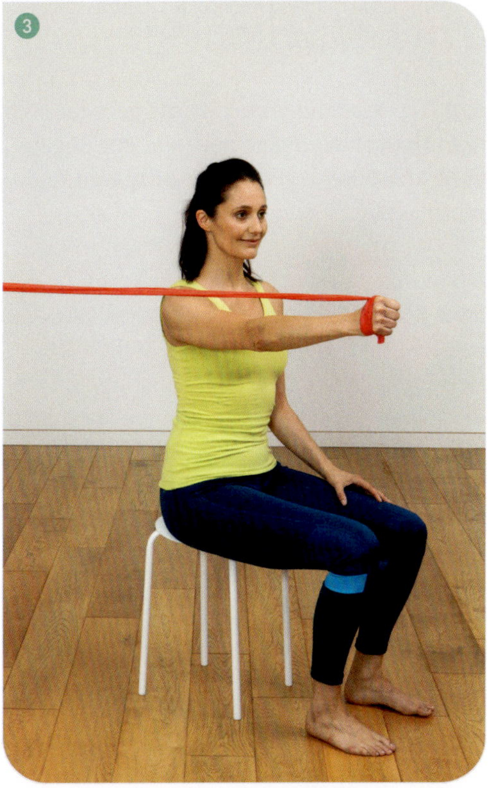
3

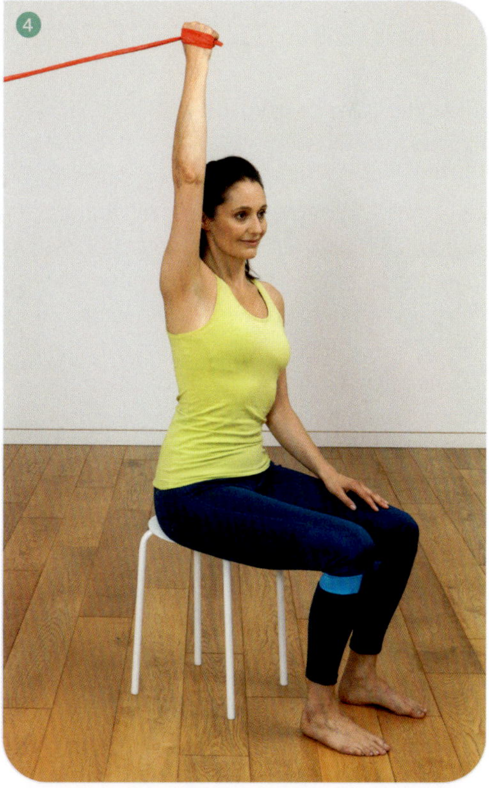
4

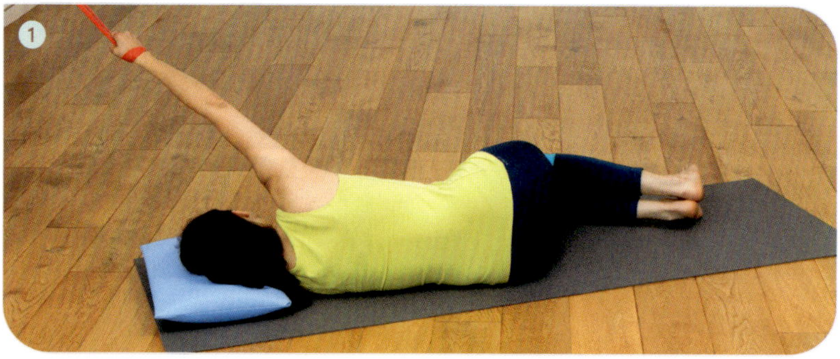

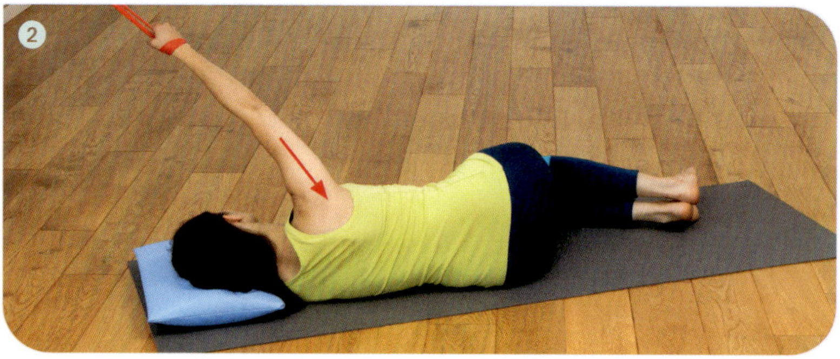

# Einsaugen des Gelenkkopfes in der Seitenlage

**Hilfsmittel** Gymnastikband (niedrige Stärke), kleines festes Kissen

**Ziel** Diese Übung schließt an den »Staubsauger« (S. 110) an. Damit wird geübt, wie man den Oberarmkopf in einer höheren Armposition bewusst zentrieren kann.

**Ausgangsposition** Binden Sie das Gymnastikband an einer geeigneten Stelle (z. B. Türklinke) fest und legen Sie sich im Abstand von 1,5 Meter dazu auf die Seite, dabei soll das Gesicht zum Bandende gewandt sein und der zu beübende Arm oben liegen. Stützen Sie den Kopf mit einem Kissen ab. Greifen Sie das Band mit dem oben liegenden Arm, dabei wird Ihr Schulterblatt durch den Zug des Bandes nach vorne gezogen und das Handgelenk federt ungefähr auf Augenhöhe, der Ellenbogen bleibt entspannt und gestreckt ①.

**Ausführung** Ziehen Sie das Schulterblatt nach hinten und unten, in Richtung Wirbelsäule und weg vom Ohr ②. Stellen Sie sich zugleich vor, den Oberarmkopf an Ihren Brustkorb – in die Gelenkpfanne – zu ziehen. Manchen hilft für den Zentrierungsimpuls auch die Vorstellung, den Oberarmkopf leicht in Richtung der Achsel »einzusaugen«. Halten Sie diese Position für 2 Sekunden.

**Wie oft?** 3–5 Durchgänge, 10–15 × wiederholen

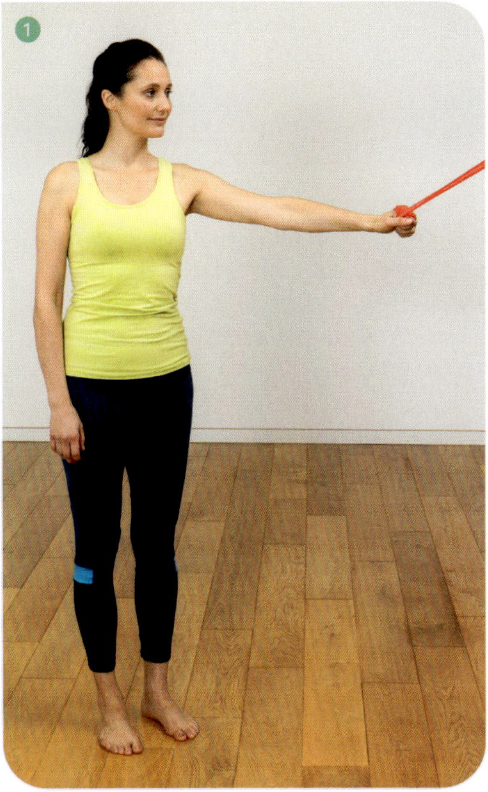


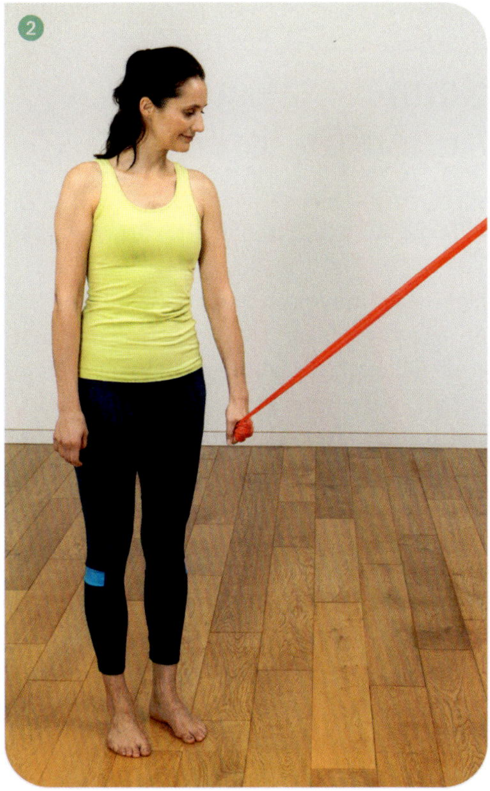


## Einfache Schulterzentrierung im Stehen

**Hilfsmittel** Gymnastikband (niedrige Stärke)

**Ziel** Die Übung spricht alle wichtigen Muskeln an, die den Oberarmkopf in der Gelenkpfanne halten.

**Ausgangsposition** Befestigen Sie das Gymnastikband weit oben im Raum, indem Sie es zum Beispiel zwischen einer Tür und dem Türsturz einklemmen. Greifen Sie das Band mit dem Trainingsarm und bringen Sie dieses leicht auf Zug, sodass der Arm seitlich neben dem Körper abgespreizt hängt 1.

**Ausführung** Ziehen Sie das Schulterblatt nach hinten unten und drücken Sie die Brust heraus. Ziehen Sie das Band mit gestrecktem Arm seitlich an die Hüfte und halten Sie diese Position 3 Sekunden lang, ohne dabei die Spannung im Schulterblatt zu verlieren 2. Lösen Sie die Spannung wieder und lassen Sie den Arm langsam in Ausgangsposition zurückziehen.

**Wie oft?** 3–5 Durchgänge, 10–15 × wiederholen

# Sehnenkräftigung der Außenrotatoren

**Hilfsmittel** Gymnastikband (niedrige Stärke)

**Ziel** Diese Übung spricht vor allem Ihre Außenrotatoren an, die den Gelenkkopf bei einer Schulterenge vom Schulterdach weg, zurück in die Gelenkpfanne ziehen. Dabei werden auch besonders die Sehnen der Rotatoren gestärkt und die Kraftausdauer gefördert.

**Ausgangsposition** Setzen Sie sich aufrecht auf einen Stuhl, strecken Sie die Wirbelsäule und ziehen Sie die Schulterblätter nach unten. Nehmen Sie das Gymnastikband in die Hände ❶.

**Ausführung** Spannen Sie das Band zwischen den Händen und ziehen Sie es weit auseinander, sodass die Unterarme nach außen gespreizt werden. Halten Sie diese Position 10–20 Sekunden ❷.

**Steigerung** Führen Sie die Übung wie beschrieben aus und beugen Sie dann den Oberarm bis auf 90° an – ohne den Winkel der Ellenbogen zu verändern ❸. Ziehen Sie in der Endposition die Schulterblätter nochmals zusammen. Führen Sie den Arm unter der Spannung wieder zurück in die Ausgangsposition, dies entspricht einer Wiederholung.

**Wie oft?** Grund- und Steigerungsübung: jeweils 3–5 Durchgänge, 6–10 × wiederholen

1
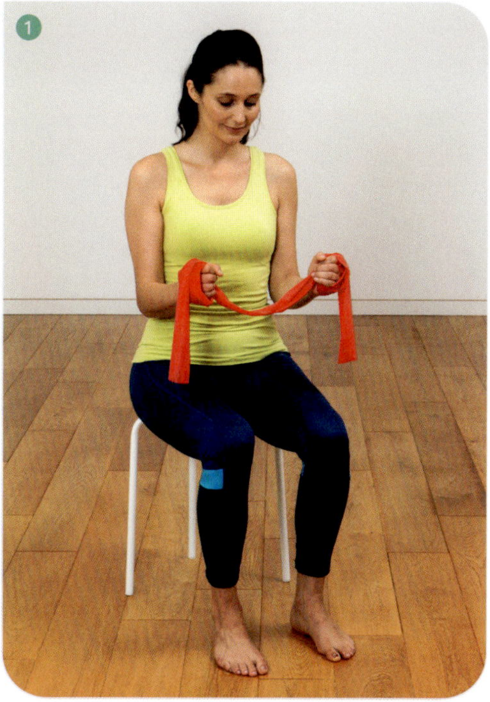

2
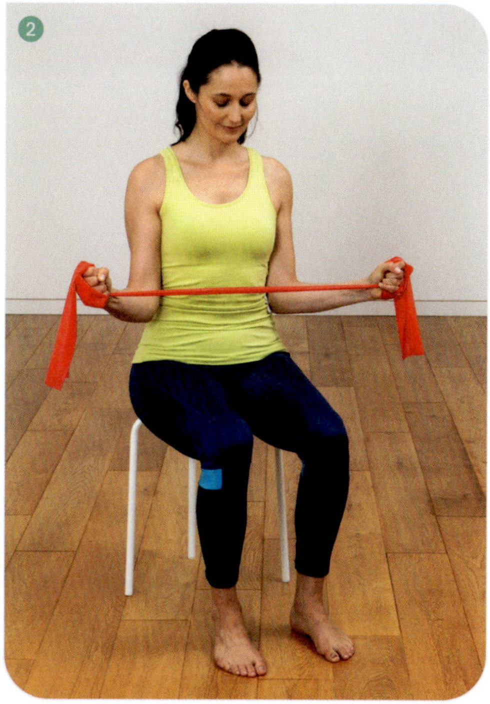

3
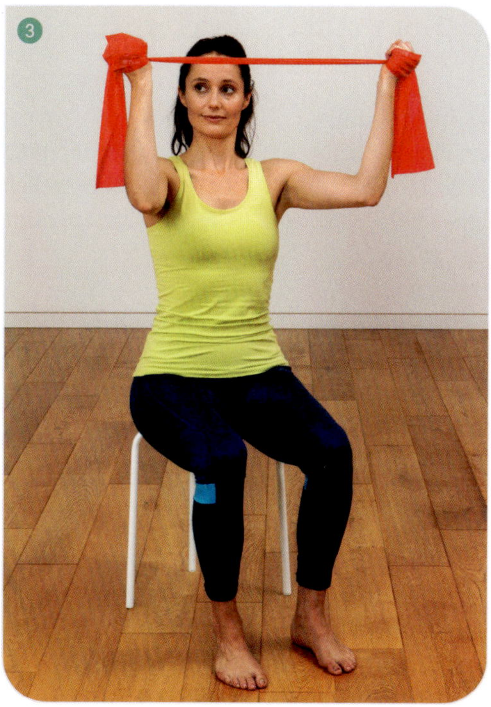

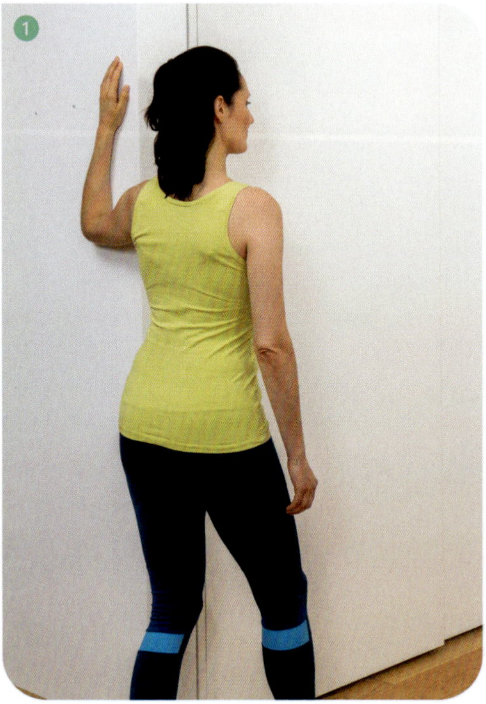


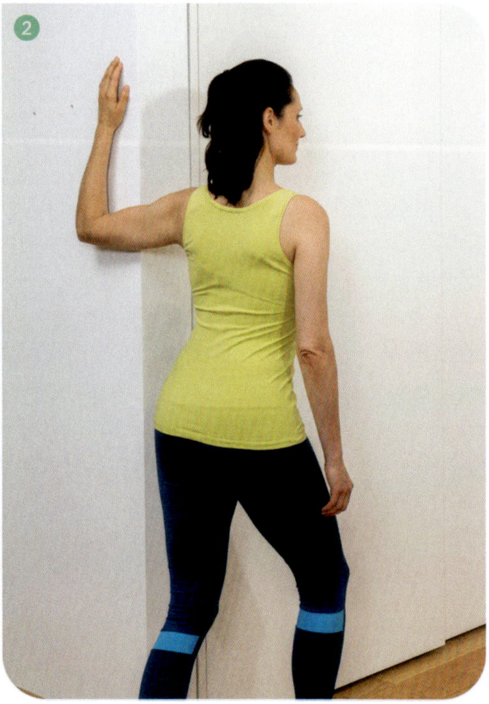


## Dehnung Brustmuskulatur am Türrahmen

**Ziel** Mit dieser Übung wird die Brustmuskulatur gedehnt, daher eignet sie sich gut für alle, die viel am Schreibtisch sitzen. Am besten kräftigen Sie auch gleich die Muskulatur der Schulterblätter, das geht gut mit der Cobra-Übung (S. 125) oder mit A-Pulls (S. 144).

**Ausgangsposition** Stellen Sie sich seitlich im Ausfallschritt neben einen Türrahmen und legen Sie den Unterarm der zu dehnenden Seite auf den Türrahmen. Ihr Ellenbogen befindet sich dabei etwa auf Schulterhöhe (1).

**Ausführung** Verlagern Sie Ihr Körpergewicht auf den vorderen Fuß und schieben Sie gleichzeitig den Brustkorb mit nach vorne – seitlich am Türrahmen vorbei. Lassen Sie den Unterarm auf dem Türrahmen liegen (2).

**Wie oft?** 3 Durchgänge, jeweils ca. 2 Minuten

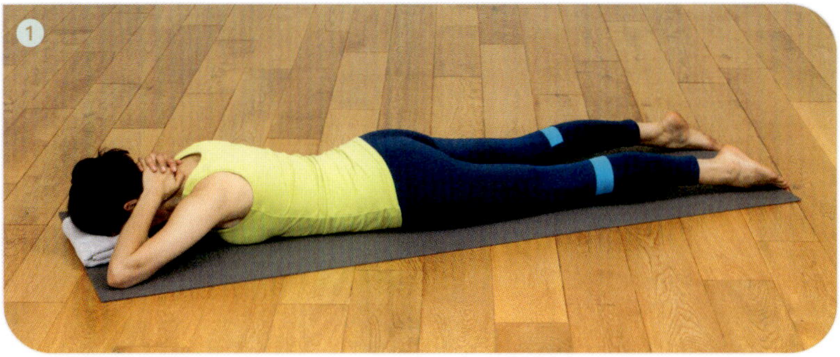

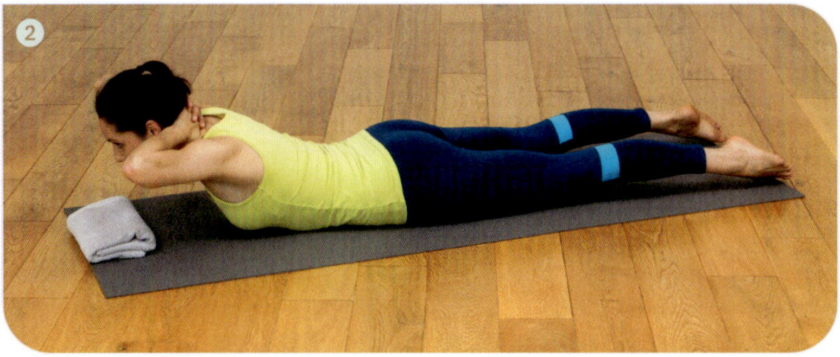

## Cobra im Nackengriff

**Hilfsmittel** kleines Handtuch

**Ziel** Mit dieser Übung werden die Muskeln um das Schulterblatt und die Rotatorenmanschette gekräftigt. Sie streckt die gesamte Brustwirbelsäule und eignet sich gut, um die Übung Schneeengel oder Cobra zu steigern.

**Ausgangsposition** Legen Sie sich auf den Bauch, legen Sie die Stirn auf einem Handtuch ab und falten Sie Ihre Hände im Nacken zusammen (1).

**Ausführung** Ziehen Sie die Schulterblätter nach hinten und unten zusammen, heben Sie den Kopf ab, sodass dieser in die gefalteten Hände drückt. Ziehen Sie die Ellenbogen ebenfalls nach oben und außen, sodass sich Ihr Oberkörper vollständig vom Boden abhebt. Schieben Sie als Endimpuls Ihr Brustbein nach vorne (2).

**Wie oft?** 2–4 Durchgänge, 5–8 × wiederholen.

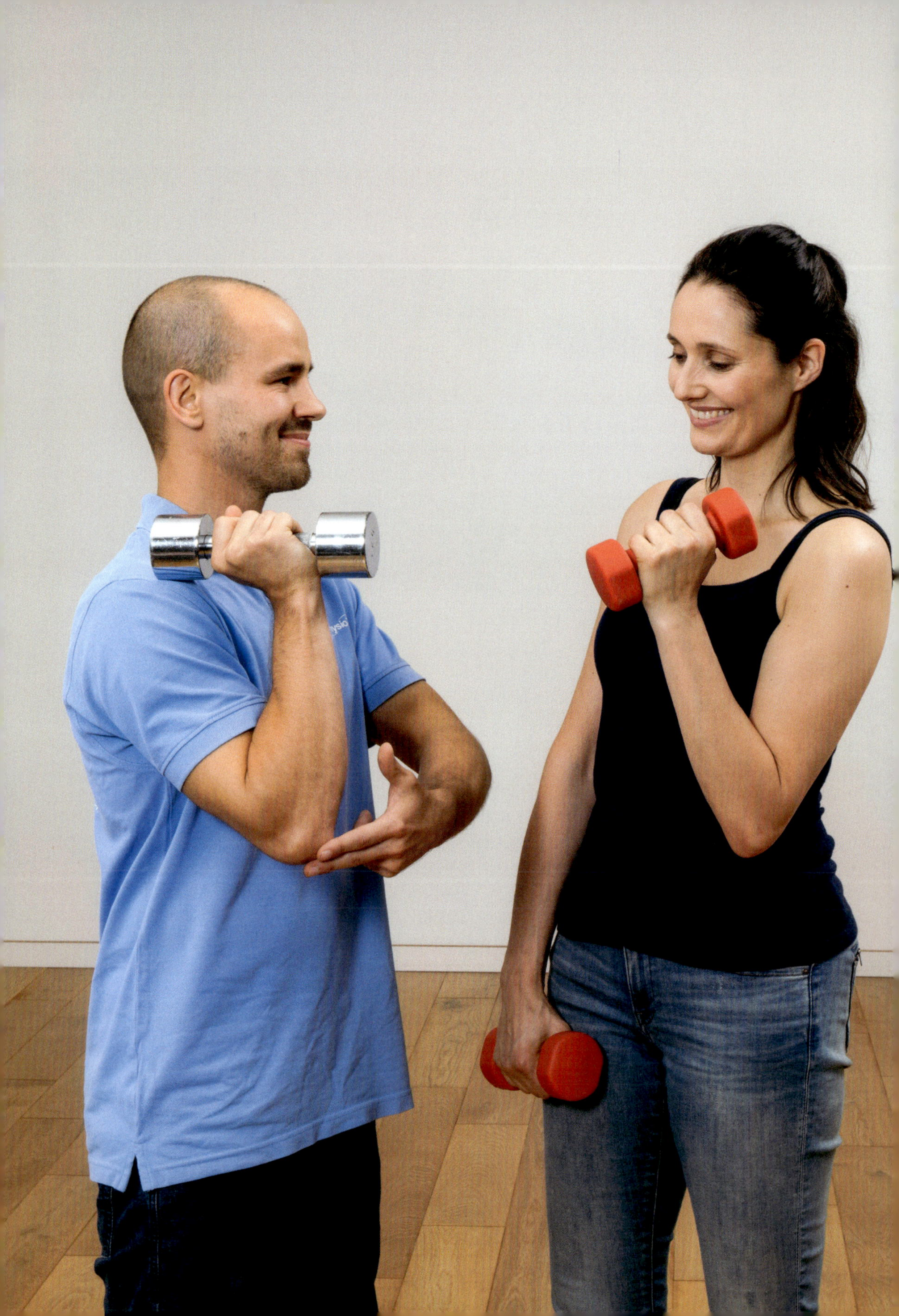

# Erhaltungs-übungen

Auch wenn die Schultern beschwerdefrei sind, sollte man sie regelmäßig in alle Richtungen bewegen und kräftigen. Denn wie Sie bereits wissen, ist das Schultergelenk klein und sehr komplex und daher besonders anfällig für Verletzungen, insbesondere, wenn die es umgebende Muskulatur zu schwach ist. Hinzu kommt, dass viele Menschen ihre Schulter berufsbedingt, etwa durch sitzende Tätigkeiten, einseitig belasten. Längere Immobilität schadet den Gelenkstrukturen; die Kraft der Sehnen nimmt ab, es werden nicht ausreichend Gelenkschmierstoffe gebildet und verteilt. Bewegungsmangel kann sich auch schlecht auf den Gelenkknorpel auswirken und bringt viele Nachteile mit sich. Wer rastet, der rostet.

Aus diesem Grund sind Erhaltungsübungen wichtig, mit denen Sie – sofern sie regelmäßig und korrekt durchgeführt werden – Problemen durch zu wenig Bewegung oder durch einseitige Belastungen vorbeugen können. Hierzu haben wir Ihnen eine entsprechende Auswahl an Übungen zusammengestellt, die sich an die beschriebenen Reha-Übungen anschließen. Die Übungen werden dabei zunehmend komplexer und Sie können mit einigen davon mehrere Aspekte der Schulterbewegung gleichzeitig abdecken.

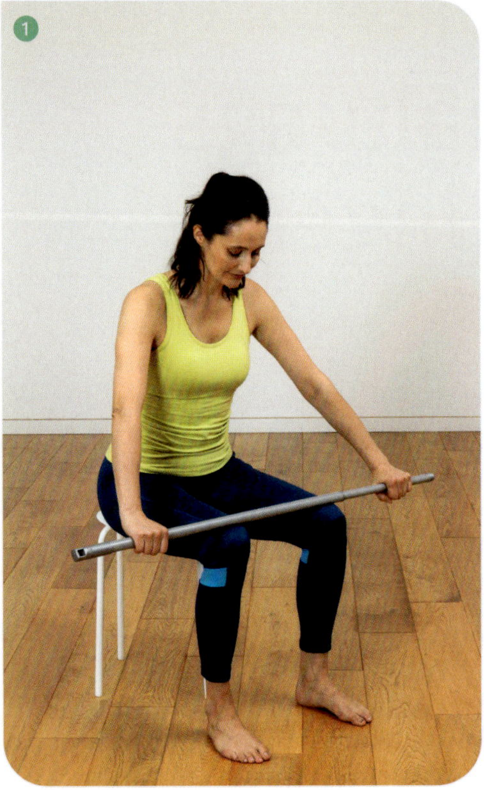

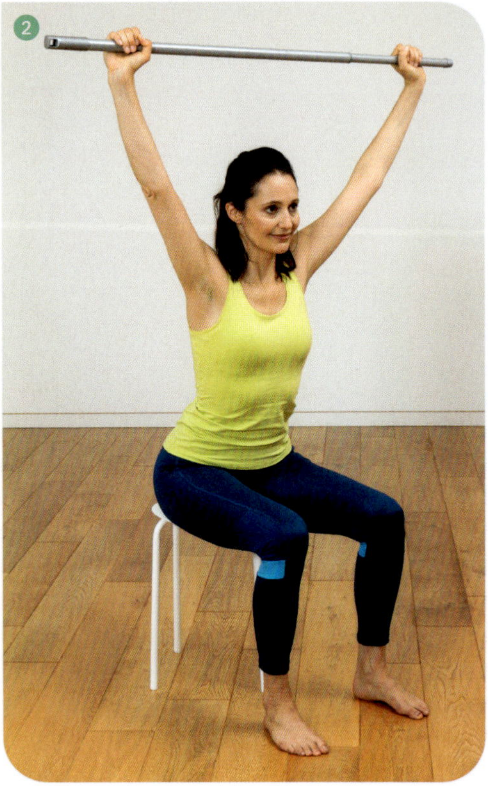

## Überzüge mit dem Stab im Sitzen

**Hilfsmittel** Stab oder Besenstiel

**Ziel** Die Übung dient der Kräftigung der Schulterblattmuskulatur und trainiert das Anheben des Arms über den Kopf.

**Ausgangsposition** Setzen Sie sich aufrecht auf eine Stuhlkante, drücken Sie Ihre Lendenwirbelsäule leicht durch. Achten Sie darauf, dass sich Ihr Oberkörper über den Hüften und nicht dahinter befindet. Je weiter Sie Ihren Oberkörper nach vorne lehnen, desto anspruchsvoller wird die Übung. Nehmen Sie den Stab in beide Hände, sodass diese etwa eine Armlänge voneinander entfernt sind – je weiter Sie ihn greifen, desto leichter wird die Übung ①.

**Ausführung** Ziehen Sie Ihre Schulterblätter nach hinten und unten. Führen Sie den Stab nach oben Richtung Decke und blicken Sie dabei nach vorne. Setzen Sie einen Endimpuls, indem Sie die Oberarme noch weiter nach hinten schieben ②. Achten Sie darauf, wie sich dabei die mittleren Rückenmuskeln anspannen. Halten Sie die Position 2 Sekunden und führen Sie den Stab dann wieder kontrolliert nach unten.

**Wie oft?** 3–5 Durchgänge, 8–12 × wiederholen

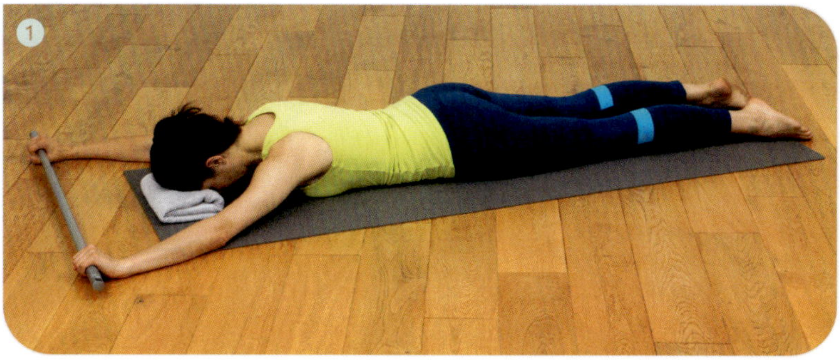


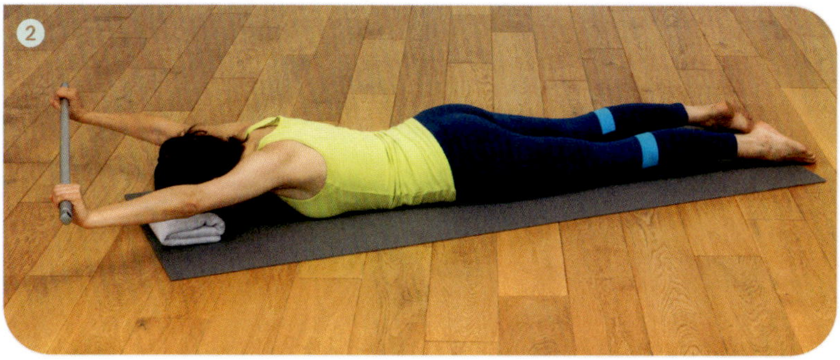


# Überzüge mit dem Stab in Bauchlage

**Hilfsmittel** Stab oder Besenstiel, Handtuch

**Ziel** Diese Übung ist eine Steigerung der vorherigen, durch die Bauchlage werden die Schulterblattmuskeln noch mehr gekräftigt.

**Ausgangsposition** Legen Sie sich auf den Bauch und stützen Sie Ihre Stirn auf einem gefalteten Handtuch ab, sodass Sie bequem liegen. Legen Sie den Stab vor Ihren Kopf.

**Ausführung** Greifen Sie den Stab nun mit beiden Händen, zunächst mit weit abgewinkelten Armen 1. (Später können Sie den Winkel verkleinern, dadurch werden die Anforderungen an die Muskelarbeit erhöht.) Ziehen Sie die Schulterblätter nach hinten und unten zusammen. Heben Sie nun den Stab bis auf Kopfhöhe an. Setzen Sie einen Endimpuls, indem Sie die Oberarme nach hinten – gefühlt hinter Ihre Ohren – anheben 2.

**Wie oft?** 3–5 Durchgänge, 4–8 × wiederholen

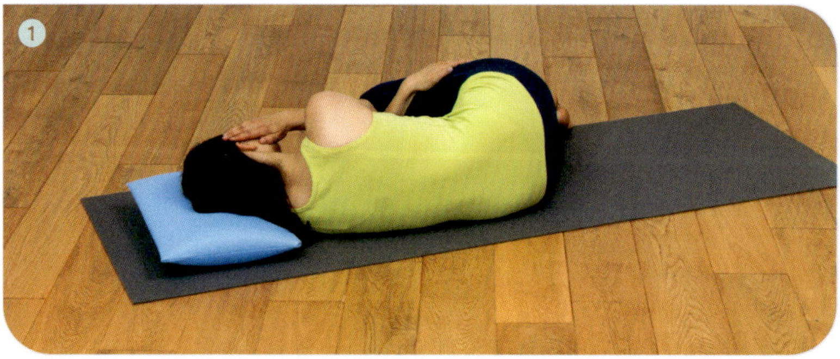

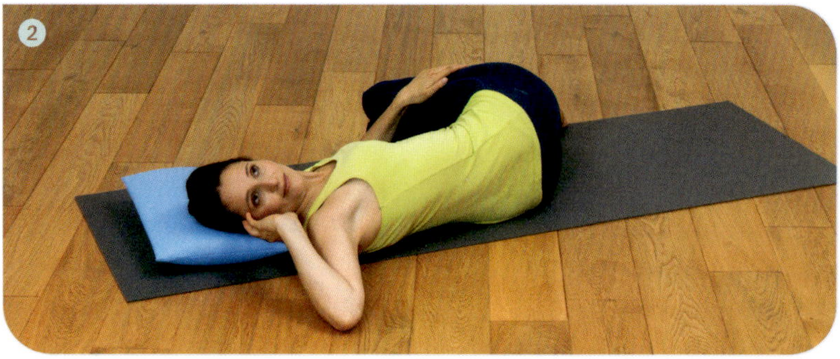

## Obere Rumpfrotation in der Seitenlage

**Hilfsmittel** kleines festes Kissen

**Ziel** Mit dieser Übung werden die Beweglichkeit der Brustwirbelsäule verbessert, die Brustmuskeln gedehnt und die Schulterblätter insgesamt beweglicher. Sie eignet sich gut als vorbereitende Übung für A-Pulls (S. 145) oder Überzüge mit dem Stab im Sitzen (S. 142).

**Ausgangsposition** Legen Sie sich auf die Seite, stützen Sie den Kopf auf einem kleinen Kissen ab. Ziehen Sie die Knie hoch in Richtung Brust und halten Sie sie mit dem unteren Arm fest, die Beine sollten dabei geschlossen bleiben ❶.

**Ausführung** Führen Sie die obere Hand an die Schläfe und drehen Sie den Kopf und damit den ganzen Oberkörper nach außen – möglichst so weit, dass der oben liegende Ellenbogen den Boden berührt ❷. Halten Sie diese Position 3–5 Sekunden und gehen Sie dann langsam wieder in die Ausgangsposition zurück.

**Wie oft?** 3 Durchgänge, 15 × wiederholen

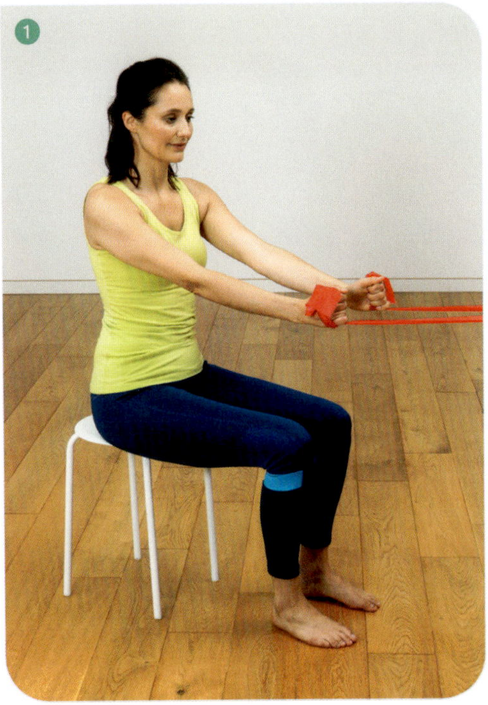

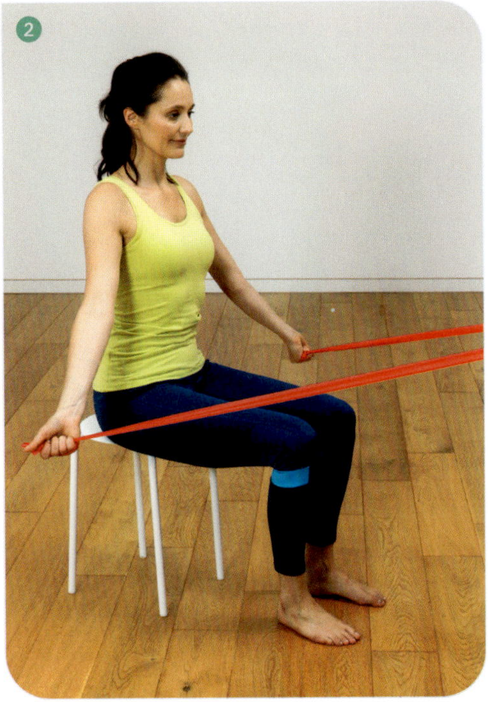

## A-Pulls

**Hilfsmittel** Gymnastikband (niedrige Stärke), 2–3 m lang

**Ziel** Bei dieser Übung werden die hinteren Schulter- und Rückenmuskeln, die die Schulterblätter fixieren, trainiert. Sie ist eine Ergänzung zur Schneeengel-Übung (S. 126) oder zur Übung Cobra (S. 125). Verbessern Sie zunächst mit diesen die Wahrnehmung der Schulterblattmuskeln und machen Sie dann die vorliegende Übung.

**Ausgangsposition** Befestigen Sie das Gymnastikband an einer geeigneten Stelle (z. B. Türklinke) und stellen Sie einen Stuhl in etwa 2 Meter Entfernung davor. Setzen Sie sich aufrecht auf die Stuhlkante und drücken Sie Ihre Lendenwirbelsäule leicht durch. Lehnen Sie sich etwas vor, sodass sich Ihr Oberkörper über den Hüften befindet. Ziehen Sie das Gymnastikband mit den Händen an, lassen Sie die Arme dabei locker gestreckt ❶.

**Ausführung** Ziehen Sie Ihre Schulterblätter nach hinten unten zusammen ❷. Achten Sie auf die Muskelspannung (wie bei der Übung »Schneeeengel«, S. 126) und bauen Sie diese bei jedem späteren Armzug erneut auf. Ziehen Sie nun die Arme gegen den Widerstand des Gummibandes nach unten neben die Hüften. Drehen Sie die Daumen nach hinten, sodass sich Ihre Schultern weiter öffnen. Halten Sie diese Position kurz.

**Wie oft?** 3–5 Durchgänge, 8–12 × wiederholen

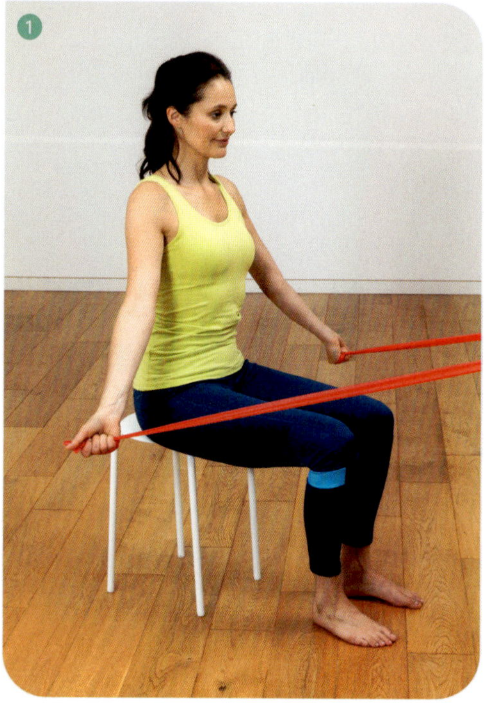

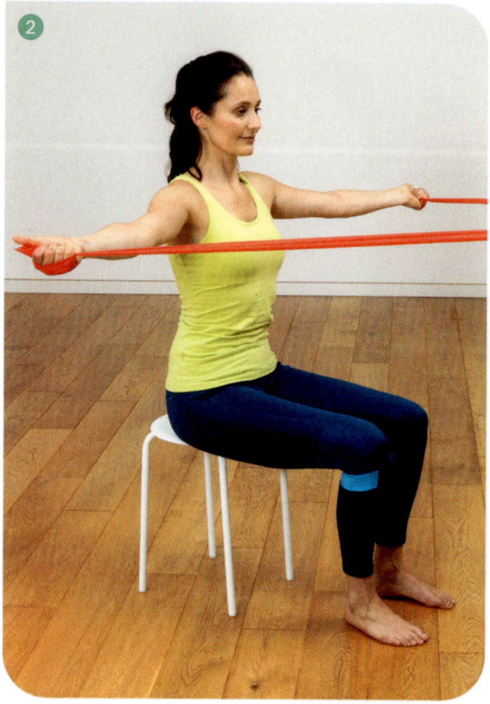

# T-Pulls

**Hilfsmittel** Gymnastikband (niedrige Stärke), 2–3 m lang

**Ziel** Diese Übung ist eine Steigerung zur vorherigen. Führen Sie sie also erst durch, wenn Ihnen die A-Pulls gut gelingen.

**Ausgangsposition** Befestigen Sie das Gymnastikband an einer geeigneten Stelle (z. B. Türklinke) und stellen Sie einen Stuhl in etwa 2 Meter Entfernung davor. Setzen Sie sich aufrecht auf die Stuhlkante und drücken Sie Ihre Lendenwirbelsäule leicht durch. Lehnen Sie sich leicht nach vorne, sodass sich Ihr Oberkörper über den Hüften und nicht dahinter befindet. Nehmen Sie in jede Hand ein Ende des Gymnastikbandes.

**Ausführung** Ziehen Sie bei jeder Wiederholung die Schulterblätter nach hinten unten zusammen. Ziehen Sie nun die Arme gegen den Widerstand des Gummibandes nach unten neben die Hüften. Drehen Sie die Daumen nach hinten, sodass sich Ihre Schultern weiter öffnen. Halten Sie diese Position kurz ❶. Führen Sie nun Ihre Arme seitlich nach oben, sodass sie mit Ihrem Körper den Buchstaben T bilden ❷. Halten Sie diese Position ebenfalls kurz und führen Sie die Arme wieder zurück, ohne die Spannung zwischen den Schulterblättern zu verlieren.

**Wie oft?** 3–5 Durchgänge, 8–12 × wiederholen

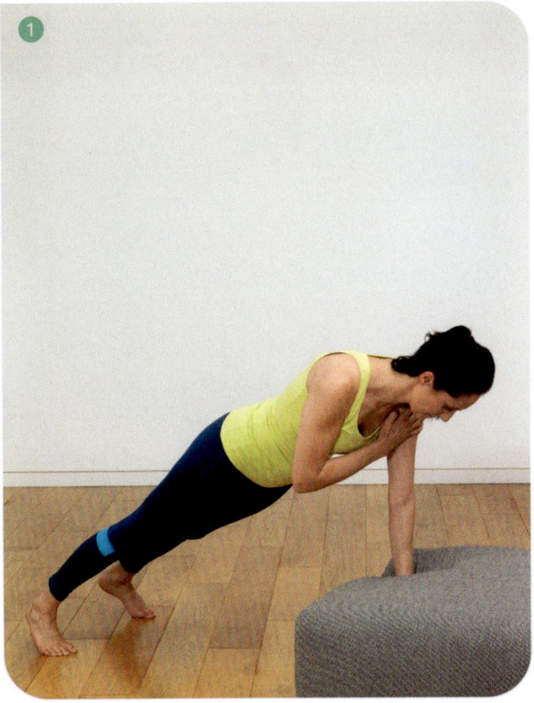


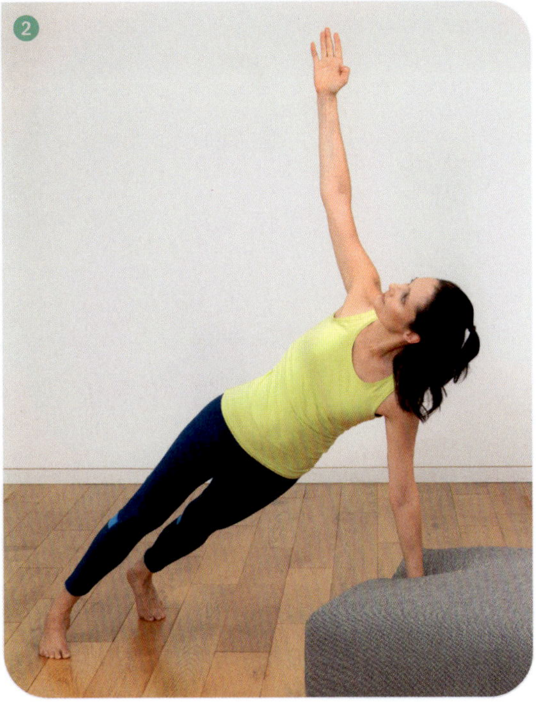


## Stabilisation im einarmigen Stütz

**Ziel** Mit dieser Übung werden vor allem die Außenrotatoren gekräftigt, die den Körper während der einarmigen Stützphase in einer waagerechten Position halten. Dabei wird auch die gesamte Schultergürtel- und Bauchmuskulatur angesprochen.

**Ausgangsposition** Stellen Sie sich vor einen Tisch, eine Couch oder einen Bettkasten – je stärker der Körper in der Ausgangsposition gebeugt wird, desto schwieriger wird die Übung. Stützen Sie Ihre Arme schulterbreit darauf, die Finger zeigen nach vorne. Treten Sie einen Schritt zurück und nehmen Sie eine Liegestützposition ein. Achten Sie auf eine konstante Bauchspannung, der untere Rücken ist leicht gebeugt.

**Ausführung** Bauen Sie Spannung im gesamten Körper auf. Nehmen Sie einen Arm hoch und tippen Sie mit der Hand auf die Schulter der anderen Seite ①. Halten Sie dabei den Körper im Gleichgewicht – er darf nicht wegkippen oder ausweichen. Ziehen Sie Ihr Schulterblatt möglichst vom Ohr weg. Wenn Sie diese Übung beherrschen, steigern Sie sie, indem Sie den Körper seitlich aufdrehen und den Seitstütz einnehmen ②. Halten Sie die Position kurz und kehren Sie langsam wieder in die Ausgangsstellung zurück. Sie können die Übung steigern, indem Sie sie im Liegestütz auf dem Boden ausführen.

**Wie oft?** 3–5 Durchgänge, 6–10 × wiederholen

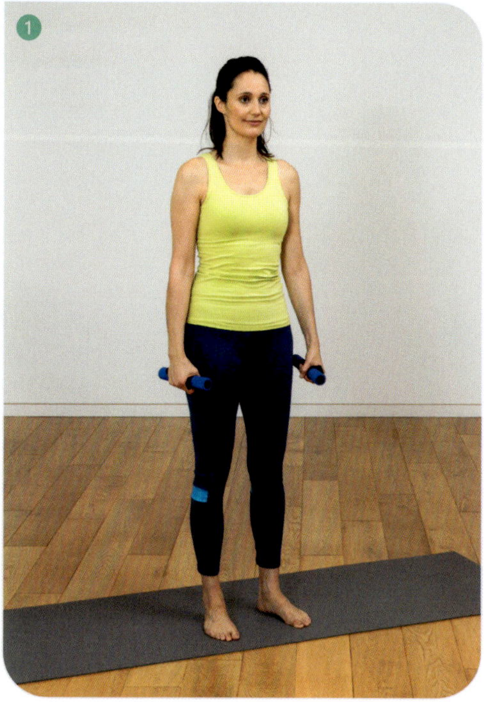


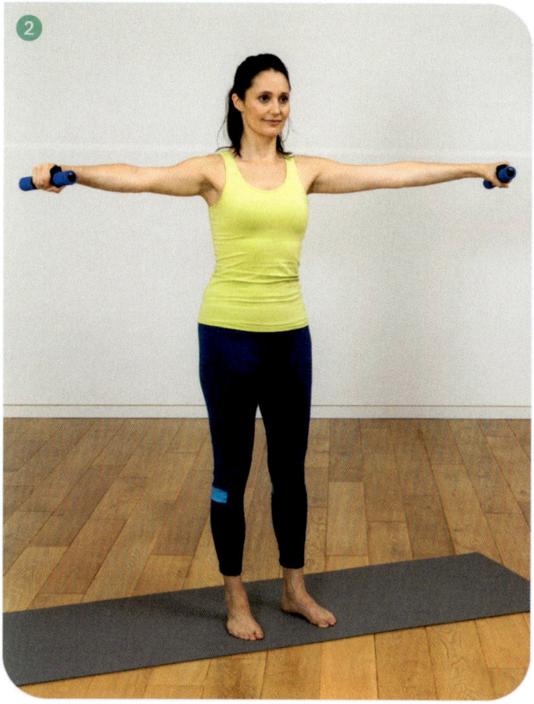


## Armseitheben

**Hilfsmittel** leichte Gewichte

**Ziel** Mit dieser Übung werden vor allem größere Muskelgruppen wie der Deltamuskel gekräftigt, der beim seitlichen Abspreizen des Arms angesprochen wird.

**Ausgangsposition** Nehmen Sie ein Gewicht in jede Hand, stellen Sie sich aufrecht hin, ziehen Sie die Schulterblätter nach hinten und unten und lassen Sie die Arme seitlich neben dem Körper hängen ❶.

**Ausführung** Heben Sie Ihre Arme seitlich ohne Schwung bis zur Höhe der Schultern an und halten Sie sie kurz in dieser Position ❷. Sie sollten die Hanteln im seitlichen Blickfeld noch erkennen können. Führen Sie sie dann langsam und kontrolliert wieder zurück. Halten Sie dabei die Schulterblätter hinten und unten zusammen.

**Wie oft?** 3–5 Durchgänge, 12–15 × wiederholen

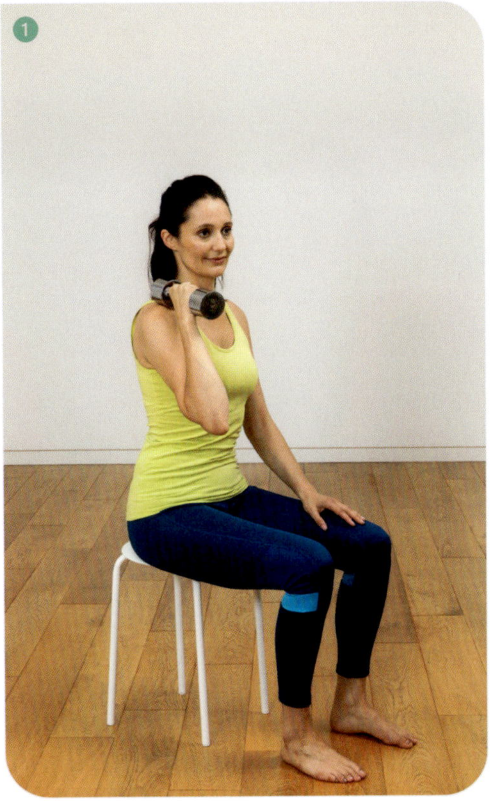

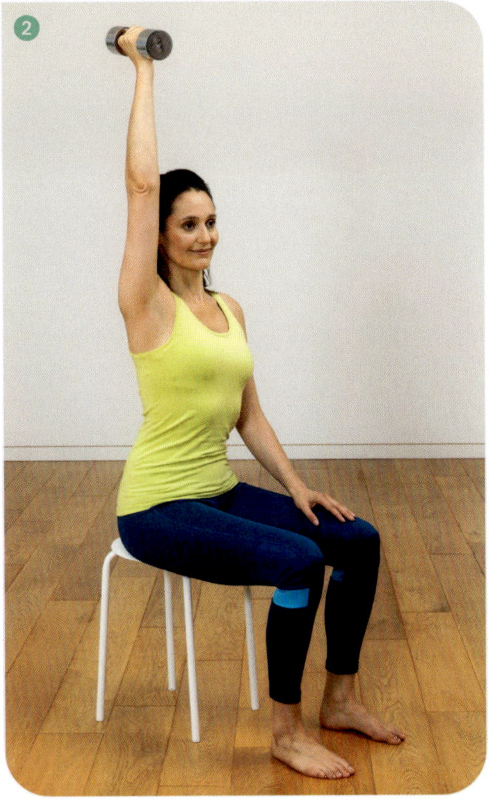

# Frontdrücken

**Hilfsmittel** mittelschweres Gewicht

**Ziel** Das Schultergelenk wird hier bis in die Endbeugung beansprucht. Die Übung spricht den vorderen Abschnitt des großen Deltamuskels und die Schulterblattmuskeln an, die bei Überkopfbewegungen gefordert werden. Als Vorübung zum Frontdrücken eignen sich die Übungen Push-ups für den M. serratus anterior (S. 128) und A-Pulls (S. 145) sehr gut.

**Ausgangsposition** Setzen Sie sich aufrecht auf einen Stuhl und nehmen Sie das Gewicht in eine Hand. Ziehen Sie die Schulterblätter nach hinten unten zur Wirbelsäule.

**Ausführung** Heben Sie den Unterarm an und führen Sie das Gewicht mit gebeugtem Ellenbogen zur Schulter ①. Schieben Sie es nun nach oben in Richtung Decke, achten Sie zu Beginn darauf, das Schulterblatt möglichst lange unten zu halten. Wenn der Arm gestreckt ist, drehen Sie ihn leicht nach innen, sodass der Daumen nach hinten zeigt ②. Halten Sie die Position kurz und kehren Sie langsam in die Ausgangsposition zurück. Wenn Sie diese Übung kontrolliert ausführen können, können Sie sie auch beidarmig durchführen.

**Wie oft?** 3–5 Durchgänge, 12–15 × wiederholen

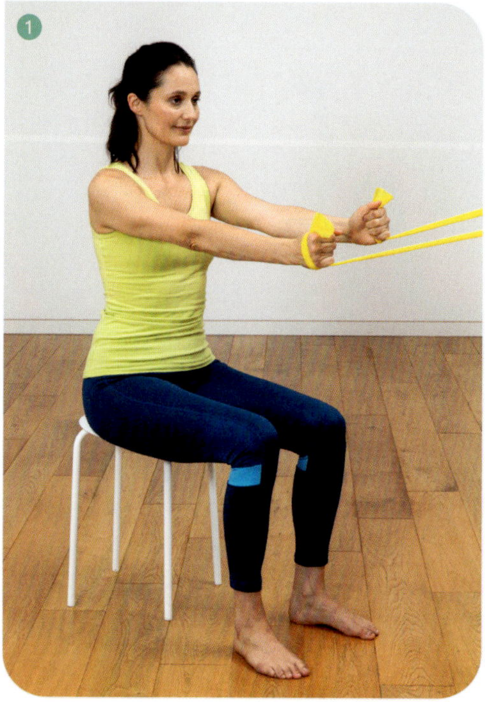

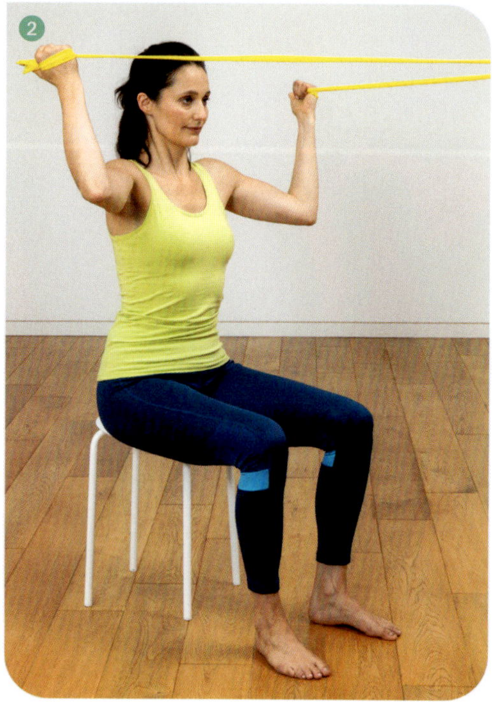

# Facepulls

**Hilfsmittel** Gymnastikband (leichteste Stärke)

**Ziel** Mit dieser Übung werden die Schulterblattmuskeln und die hintere Rotatorenmuskulatur trainiert, die das Gelenk in der Pfanne zentrieren.

**Ausgangsposition** Befestigen Sie das Gymnastikband an einer geeigneten Stelle (z. B. Türklinke) und stellen Sie einen Stuhl in etwa 2 Meter Entfernung davor, sodass das Bandende etwa auf Augenhöhe angebracht ist. Setzen Sie sich aufrecht auf den Stuhl, ziehen Sie mit jeder Hand ein Ende des Gymnastikbandes, sodass Ihre Arme leicht vor dem Körper federn, die Ellenbogen sind locker gestreckt ①.

**Ausführung** Ziehen Sie die Schulterblätter nach hinten und unten. Spannen Sie die Rückenmuskulatur an und führen Sie die Ellenbogen nach oben und außen, bis sie sich auf Höhe der Schultern befinden. Nun bewegen sich lediglich die Handgelenke weiter; ziehen Sie das Band weiter neben Ihren Kopf auf Höhe der Ohren, sodass eine Außenrotation in der Schulter entsteht ②. Die Ellenbogen beugen oder strecken sich in der Rotationsphase nicht weiter und zeigen leicht nach vorne außen.

**Wie oft?** 3–5 Durchgänge, 8–12 × wiederholen

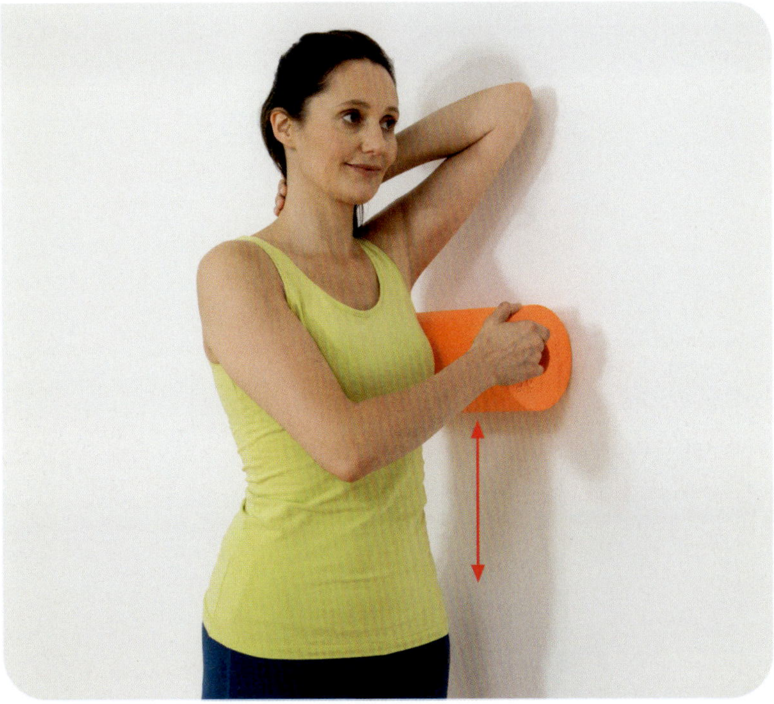

## Ausrollen der seitlichen Schulterblattmuskeln

**Hilfsmittel** Faszienrolle

**Ziel** Mit dieser Übung werden Muskeln wie der M. latissimus dorsi oder M. teres major gelockert, die das Schultergelenk in der Innenrotation fixieren und begünstigen können, dass sich das Schulterblatt beim Anheben des Arms zu früh herausdreht.

**Ausgangsposition** Stellen Sie sich seitlich an eine Wand, heben Sie den Arm hoch und legen Sie Ihre Finger an den Hinterkopf. Positionieren Sie die Faszienrolle direkt unter die Achsel an den Rand des Schulterblatts und klemmen Sie sie zwischen Wand und Körper ein.

**Ausführung** Beugen und strecken Sie die Knie im Wechsel, sodass die Faszienrolle zwischen dem unteren Oberarm und der Wand gerollt wird. Steuern Sie dabei mit der freien Hand das Tempo der Rollbewegung. Suchen Sie nach verspannten Körperstellen, indem Sie mit dem Oberkörper leichte Rotationsbewegungen ausführen, und bearbeiten Sie sie langsam, bis sie sich anfangen zu lösen. Wenn Sie Blutverdünner nehmen, sollten Sie diese Übung allenfalls mit leichtem Druck ausüben, damit Sie keine blauen Flecken bekommen.

**Wie oft?** 3 Durchgänge mit 15 langsamen Rollbewegungen

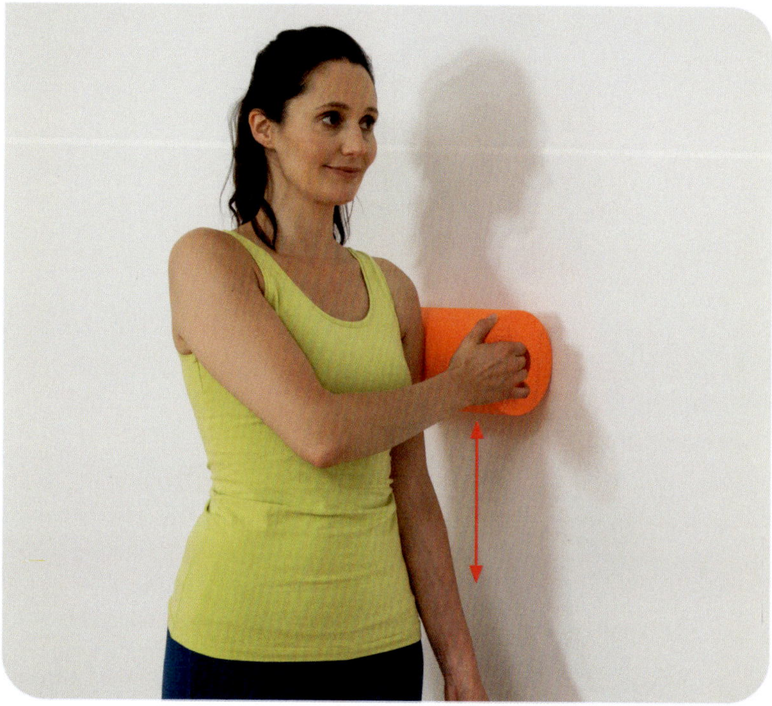

## Ausrollen des Deltamuskels

**Hilfsmittel** Faszienrolle

**Ziel** Mit dieser Übung wird der M. deltoideus angesprochen und gelockert, der unter anderem durch Faszien mit der Brustmuskulatur und mit den Muskeln der Rotatorenmanschette verbunden ist, die hier ebenfalls positiv beeinflusst werden. Wenn Sie Blutverdünner nehmen, führen Sie diese Übung allenfalls mit leichtem Druck aus, damit Sie keine blauen Flecken bekommen.

**Ausgangsposition** Stellen Sie sich seitlich an eine Wand, positionieren Sie eine Faszienrolle direkt auf den seitlichen Deltamuskel zwischen Wand und Schulterdach, gehen Sie hierfür etwas in die Knie.

**Ausführung** Drücken Sie sich aus den Beinen ab, sodass eine Rollbewegung entsteht, lehnen Sie sich mit Ihrem Körpergewicht gegen die Faszienrolle. Nehmen Sie die freie Hand als Hilfshand an die Faszienrolle, um die Rollbewegung zu steuern. Fahren Sie mit der Rolle in gleichmäßigem Tempo und mit einer Druckbetonung nach unten über den Deltamuskel.

**Wie oft?** 3 Durchgänge mit 15 Rollbewegungen

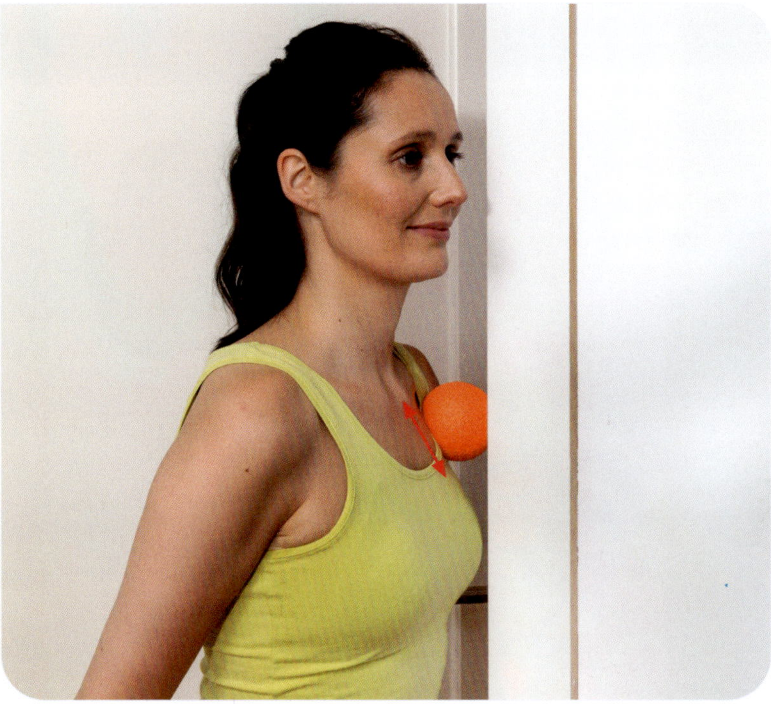

# Ausrollen des kleinen Brustmuskels

**Hilfsmittel** Fazien- oder Tennisball

**Ziel** Mit dieser Übung wird die Brustmuskulatur gelockert, damit das Schulterblatt beweglicher wird. Neben der Übung »Brustmuskeldehnung im Türrahmen« (S. 138) eignet sie sich gut als Vorbereitung auf rückenkräftigende Übungen wie den A-Pulls (S. 145) oder der Cobra (S. 125).

**Ausgangsposition** Stellen Sie sich seitlich in einen Türrahmen und machen Sie einen Ausfallschritt. Legen Sie Ihren zu beübenden Arm auf den Rücken. Klemmen Sie nun den Ball zwischen dem Türrahmen und Ihrem Oberkörper unterhalb des Schlüsselbeins im seitlichen Bereich der Brustmuskulatur ein. Die freie Hand fixiert die Rückenhand.

**Ausführung** Geben Sie Druck auf den Ball und führen Sie kleine kreisende Bewegungen mit Ihrem Körper auf der Brustmuskulatur aus. Reduzieren Sie das Tempo, wenn der Druck unangenehm wird, und halten Sie kurz inne, bis er nachlässt.

**Wie oft?** 3 Durchgänge mit 15 Rollbewegungen

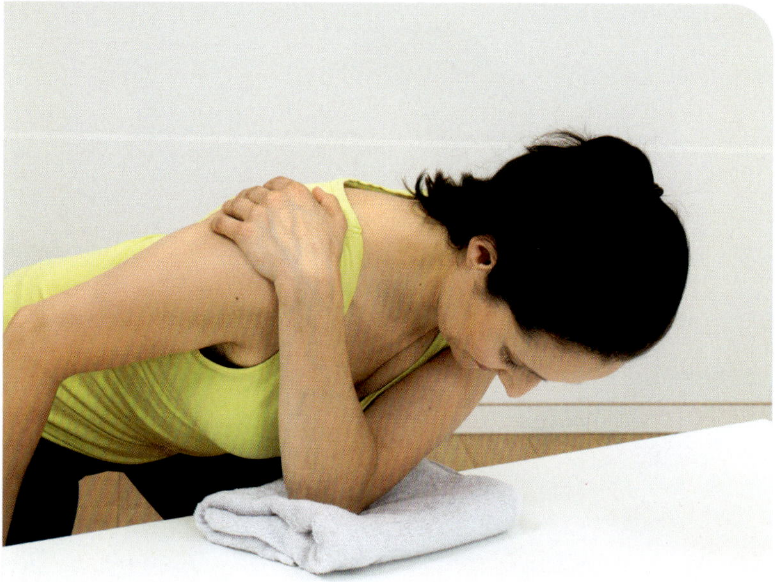

## Dehnung der Außenrotatoren – Variante

**Hilfsmittel** Handtuch

**Ziel** Mit dieser Übung werden die mit der hinteren Gelenkkapsel verbundenen Muskeln gedehnt, um die Beweglichkeit des Schultergelenks zu verbessern. Führen Sie diese Übung nicht bei Schulterinstabilitäten aus.

**Ausgangsposition** Stellen Sie sich vor einen Tisch und legen Sie das gefaltete Handtuch darauf.

**Ausführung** Stellen Sie den Ellenbogen auf das Handtuch auf dem Tisch auf und legen Sie die Hand auf der anderen Schulter ab. Schieben Sie langsam das Brustbein in Richtung des abgelegten Ellenbogens, bis ein leichter Zug in der hinteren Schulter zu spüren ist. Verlagern Sie dabei das Körpergewicht leicht in Richtung der zu dehnenden Seite. Dabei sollten keine Schmerzen im vorderen Schulterbereich ausgelöst werden.

**Wie oft?** 3 × jeweils 2 Minuten

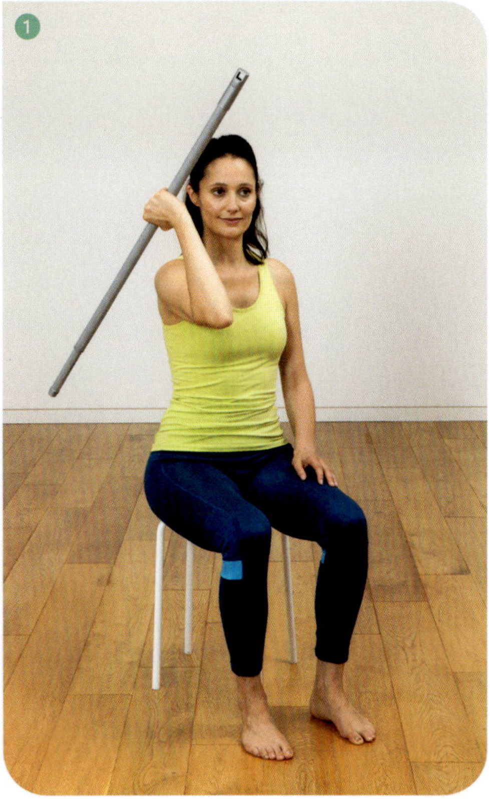

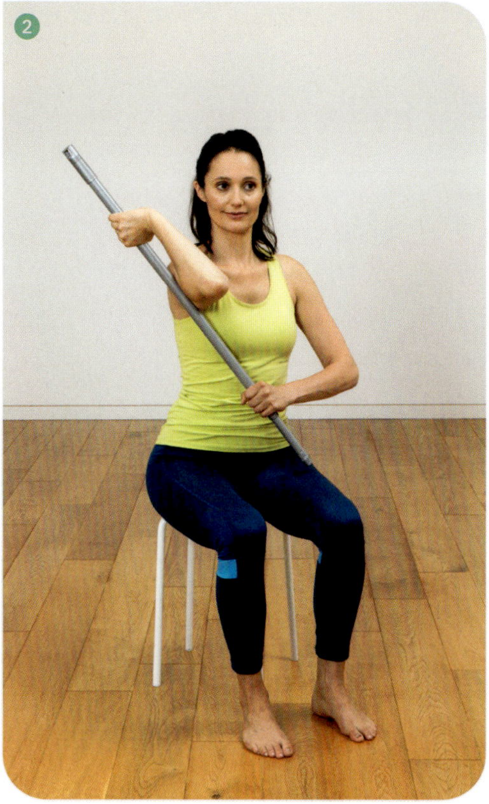



## Aufdehnung in die Außenrotation mit Stab

**Hilfsmittel** Stab oder Besenstiel

**Ziel** Mit dieser Übung können Sie die Außenrotation der Schulter verbessern. Sie ist besonders hilfreich, wenn man Überkopfbewegungen trainieren möchte. Führen Sie diese Übung nicht bei Schulterinstabilitäten aus.

**Ausgangsposition** Setzen Sie sich aufrecht auf einen Stuhl. Greifen Sie einen Stab in der Mitte und heben Sie ihn wie einen Speer hoch, winkeln Sie dabei den Ellenbogen an ①.

**Ausführung** Greifen Sie mit der freien Hand unter dem angewinkelten Ellenbogen zum Stab durch, sodass er auf den äußeren Oberarm drückt. Ziehen Sie ihn zur Körpermitte heran, sodass er den angewinkelten Ellenbogen in die Körpermitte zieht, hierbei entsteht eine Außenrotation in Ihrem Schultergelenk, die jedoch nicht schmerzhaft sein sollte ②. Halten Sie die Position 60 Sekunden und lösen Sie sie dann langsam wieder.

**Wie oft?** 2–4 Durchgänge, jeweils 1–2 Minuten

# Sachverzeichnis

## Fragebogen

Den Constant-Score (Seite 22) können Sie auf der Webseite des Deutschen Gelenkzentrum Heidelberg herunterladen: eref.thieme.de/G9AVX

## Übungsvideos

Die Übungen mit dem Video-Icon können Sie sich online ansehen: eref.thieme.de/RI7PK

**Bibliografische Information der Deutschen Nationalbibliothek**
Die Deutsche Nationalbibliothek verzeichnet diese Publikation in der Deutschen Nationalbibliografie; detaillierte bibliografische Daten sind im Internet über http://dnb.d-nb.de abrufbar.

Programmplanung: Celestina Filbrandt
Projektmanagement: Elisa Salemi
Redaktion: Dr. Katrin Korch, Baden-Baden
Bildredaktion: Marie Crämer
Covergestaltung: © Thieme
Innen-Layout: CYCLUS · Visuelle Kommunikation, Stuttgart

Bildnachweis
Bildnachweis Cover und S. 3: © SciePro/stock.adobe.com
Autorenfotos: Schnetzke, Lichtenstein, Loew: Deutsches Gelenkzentrum Heidelberg; Stasch: © H. Münch/Thieme
People-Fotos: © H. Münch/Thieme

Die abgebildeten Personen haben in keiner Weise etwas mit dem Thema zu tun.

Quelle der Bilder S. 23: © deagreez/stock.adobe.com – Stock photo. Posed by a model;
Quelle Abbildungen mit Nr. 81, 83, 85: Stryker GmbH & Co. KG
Grafiken und Bilder mit Nr. 33–37, 39–49, 51–55, 57–65, 67–76, 80, 82, 84, 86, 87: Deutsches Gelenkzentrum Heidelberg; ; Illustrator: Dietmar Brühmüller
Grafiken mit Nr. 9, 13, 17, 56, 77–79, 88: Holger Vanselow, Stuttgart
Grafiken mit Nr. 1, 89, 90: WEYOU, Stuttgart

1. Auflage 2025


TRIAS Verlag in Georg Thieme Verlag KG
Oswald-Hesse-Straße 50, 70469 Stuttgart

Satz: CYCLUS · Media Produktion, Stuttgart
Druck: Grafisches Centrum Cuno, Calbe

Gedruckt auf chlorfrei gebleichtem Papier

Printed in Germany

ISBN 978-3-432-11729-4
eISBN (ePub) 978-3-432-11730-0

1 2 3 4 5 6

MIX
Papier | Fördert gute Waldnutzung
FSC® C043106
FSC www.fsc.org

**Wichtiger Hinweis:** Wie jede Wissenschaft ist die Medizin ständigen Entwicklungen unterworfen. Forschung und klinische Erfahrung erweitern unsere Erkenntnisse. Ganz besonders gilt das für die Behandlung und die medikamentöse Therapie. Bei allen in diesem Werk erwähnten Dosierungen oder Applikationen, bei Rezepten und Übungsanleitungen, bei Empfehlungen und Tipps dürfen Sie darauf vertrauen: Autoren, Herausgeber und Verlag haben große Sorgfalt darauf verwandt, dass diese Angaben dem Wissensstand bei Fertigstellung des Werkes entsprechen. Rezepte werden gekocht und ausprobiert. Übungen und Übungsreihen haben sich in der Praxis erfolgreich bewährt.Eine Garantie kann jedoch nicht übernommen werden. Eine Haftung des Autors, des Verlags oder seiner Beauftragten für Personen-, Sach- oder Vermögensschäden ist ausgeschlossen.



Marken, geschäftliche Bezeichnungen oder Handelsnamen werden nicht in jedem Fall besonders kenntlich gemacht. Aus dem Fehlen eines solchen Hinweises kann nicht geschlossen werden, dass es sich um einen freien Handelsnamen handelt.

Wo datenschutzrechtlich erforderlich, wurden die Namen und weitere Daten von Personen redaktionell verändert (Tarnnamen). Dies ist grundsätzlich der Fall bei Patient*innen, ihren Angehörigen und Freund*innen, z.T. auch bei weiteren Personen, die z.B. in die Behandlung von Patient*innen eingebunden sind.

Thieme Publikationen streben nach einer fachlich korrekten und unmissverständlichen Sprache. Dabei lehnt Thieme jeden Sprachgebrauch ab, der Menschen beleidigt oder diskriminiert, beispielsweise aufgrund einer Herkunft, Behinderung oder eines Geschlechts. Thieme wendet sich zudem gleichermaßen an Menschen jeder Geschlechtsidentität. Die Thieme Rechtschreibkonvention nennt Autor*innen mittlerweile konkrete Beispiele, wie sie alle Lesenden gleichberechtigt ansprechen können. Die Ansprache aller Menschen ist ausdrücklich auch dort intendiert, wo im Text (etwa aus Gründen der Leseleichtigkeit, des Text-Umfangs oder des situativen Stil-Empfindens) z.B. nur ein generisches Maskulinum verwendet wird.

**Unsere Umwelt ist uns wichtig!**
**Papier** aus nachhaltigen und kontrollierten Quellen
**Druck** in Deutschland mit kurzen Lieferwegen
**Druckereien** mit hohen Ansprüchen an Ökologie

TRIAS, einer der führenden Ratgeberverlage im Bereich Gesundheit, gehört zur Thieme Gruppe, marktführender Anbieter medizinischer Fachinformationen und Services. Anspruch der Thieme Gruppe ist es, den im Gesundheitswesen tätigen Berufsgruppen sowie allen an Gesundheit Interessierten genau die Informationen und Angebote bereitzustellen, die sie in einer bestimmten Arbeitssituation oder Lebensphase benötigen. Durch die hohe Qualität und zielgruppenspezifische Relevanz der angebotenen Leistungen bereitet Thieme den Weg für eine bessere Medizin und mehr Gesundheit im Leben.

Thieme